ZHANSHENG AIZHENG

中医名家谈健康生活指导用书

ZHEXIEXIJIE NENGJIU NIDEMING

北京电视台《养生堂》主讲嘉宾
中央电视台《健康早班车》养生专家

不可不知的中医常识
惠及大众的养生智慧

战胜癌症，

这些细节能救你的命

吴大真◎著 良石◎整理

CNS 湖南科学技术出版社

图书在版编目（ＣＩＰ）数据

战胜癌症，这些细节能救你的命 / 吴大真著. -- 长沙 : 湖南科学技术出版社，2017.9（2023.9重印）
ISBN 978-7-5357-9476-5

Ⅰ. ①战… Ⅱ. ①吴… Ⅲ. ①癌－防治 Ⅳ. ①R73

中国版本图书馆CIP数据核字(2017)第 213738 号

ZHANSHENG AIZHENG ZHEXIE XIJIE NENGJIU NIDEMING
战胜癌症，这些细节能救你的命

著　　者：吴大真
整　　理：良　石
责任编辑：李　忠
出版发行：湖南科学技术出版社
社　　址：长沙市湘雅路 276 号
http://www.hnstp.com
淘宝店铺：北京良石嘉业图书公司
邮购联系：公司发行部 18610916845
印　　刷：三河市富华印刷包装有限公司
（印装质量问题请直接与本厂联系）
厂　　址：河北省廊坊市三河市杨庄镇李各庄村
邮　　编：065402
版　　次：2023 年 9 月第 1 版第 3 次印刷
开　　本：710 mm×1000 mm　1/16
印　　张：15.75
书　　号：ISBN 978-7-5357-9476-5
定　　价：39.80 元

良石整理编委会

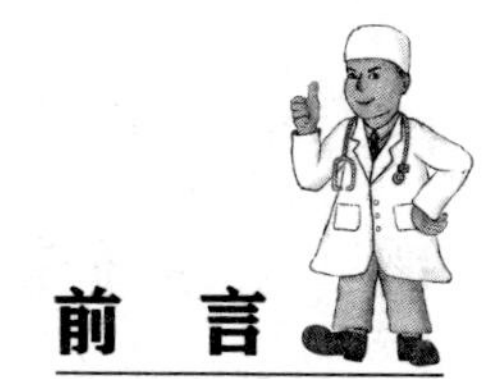

前　言

让肿瘤君滚蛋，其实你我都能做到！

癌症在我国的严峻形势已是不争的事实。

官方调查统计数据显示，2006年我国死于癌症的人数高达300万，几乎占了全年死亡人数的1/4，并且在城乡居民的死因中首次荣登榜首。也就是说，平均每4～5个死亡的人中，就有1人死于癌症！预计到2020年，我国癌症死亡人数有可能超过400万！

如此触目惊心的死亡数据，不仅让那些已经患癌的人感到恐惧，也让没患癌的人心惊胆战。

但是另一方面，很多人不知道的是，根据目前的医疗水平，1／3的癌症是可以预防的，1／3的癌症是可以治愈的，还有1／3的癌症，通过科学治疗，改变生活习惯，生活质量也可以得到大大改善，带瘤生存也已经不是难事。

那么我们不禁要问：既然有这么多的“1／3”，为什么癌症的死亡率还如此之高？

我经常讲，现代医疗技术突飞猛进，但是人们对很多疾病的认识却仍停留在一个很有限的范围内。尤其是癌症，绝大多数人对它心怀畏惧，却并没有真正地重视它，甚至对其还缺乏科学的认识。我国有几种癌症的发病率一直在持续上升，比如肝癌、肺癌、乳腺癌等，这些癌症最突出的问题是早期诊断率比较低，结果贻误时机，到了晚期发现后，已经错过了最佳治疗时机。

所以我一直强调，加大癌症方面的科普宣传尤为迫切和重要。但是，国内很多癌症专家，因为一直忙于治病、教学及科研，对癌症的科普宣传重视不够，结果让我们老百姓对癌症的防治知识知之甚少，无法做到很好的预防和治疗。

也正是因为对癌症的无知，才导致了每年有那么多人死于癌症，那么多人备受癌症的折磨。

世界卫生组织前任总干事钟道恒博士曾经说过这样一句话："多数人并不是死于疾病，而是死于无知。"那么，对于癌症，我们是不是也可以说"很多人不是被癌症折磨死的，而是被自己的无知害死的"？

所以，现在还没有患癌的人，应该要懂得一些癌症防治的常识，能及时做好防护措施，远离癌症。已经不幸患癌的朋友，也不要灰心绝望，更应该了解癌症治疗和康复知识，采取正确的治疗，那么治好癌症也不是不可能。

基于此，我将我这么多年来治疗癌症的经验和心得，拿出来和大家分享，也当做癌症知识的普及。在这本书里，既有癌症基本常识以及病因、养生食疗防治方法、西医治疗常识等，又有中医诊断与治疗、癌症患者的心理保健等，可谓面面俱到，能够为那些寻找抗癌方法的人指明方向，更好地战胜癌症，远离"肿瘤君"这个恶魔！

如果你是一位癌症患者，请不要害怕，记住：癌症其实就是一个可以控制的慢性病，它与糖尿病、高血压、高脂血症等其他慢性病一样，只要你增强信心，积极配合治疗，同时改变不良生活方式和习惯，定期检查等，就一定能控制好它，这样你就能活得更长，活得更好！

请大胆放下对癌症的恐惧，把抗癌当成一场无硝烟的战斗，把本书当做你的抗癌“先锋”。只要你认真阅读，并按照书中的方法去做，我相信，让“肿瘤君”滚蛋并非难事，其实你我都能做到！

于北京

2017年8月15日

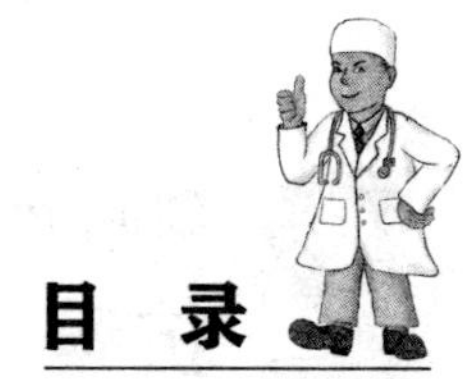

目 录

1 Chapter 肿瘤君，人类健康第一杀手

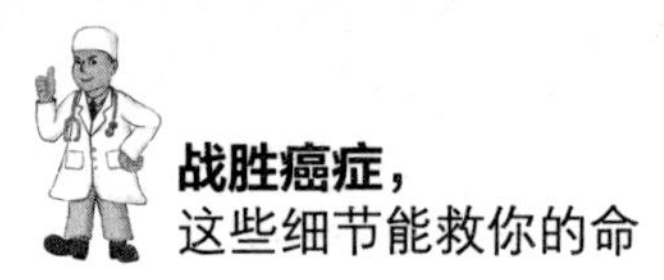

2 Chapter 抗癌，食物是最好的药

3 Chapter 动动手脚，癌症全跑

4 Chapter 与癌共舞，贵在心态

5 Chapter 西医治疗，擦亮双眼

6 Chapter 中医治疗，这些常识必须知道

Chapter 1

肿瘤君，人类健康第一杀手

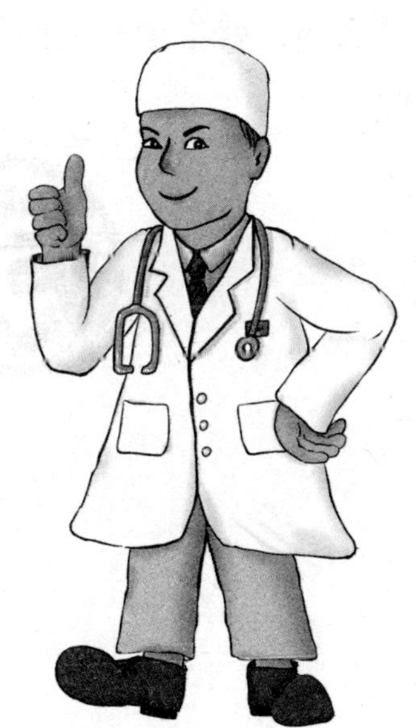

01　掀开癌症的神秘面纱

• 癌症到底是个什么东西

一提起“癌症”，很多人都闻之色变，但如果要问癌症是一种什么病，就很少有人回答上来了。那么，癌症到底是个什么东西呢?

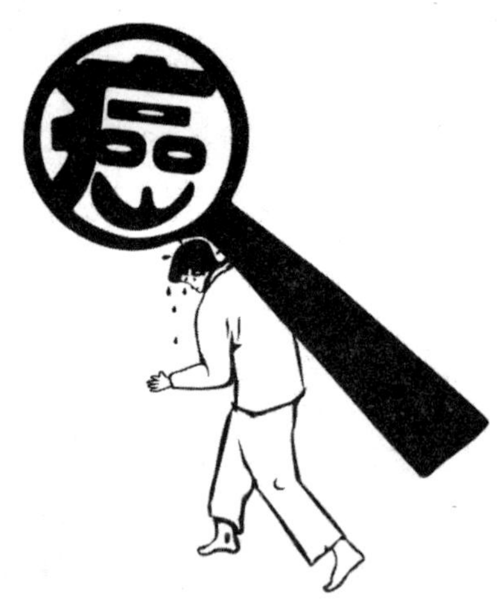

西医对癌症的解释很简单，就一句话：癌症，就是恶性肿

瘤。那么肿瘤又为何物？专业一点讲，肿瘤是指人体中正在发育的或已经成熟的正常细胞，在有关因素长期刺激下，出现过度增生或异常分化而形成的新生物。肿瘤有良性和恶性之分，恶性肿瘤细胞，还能向周围浸润蔓延，甚至扩散转移到其他器官组织，继续成倍地增长，对人体健康造成极大危害。

如果通俗讲的话，肿瘤就是我们身体里新长出的不正常的东西，大多表现为包块、肿块。就像一块好好的麦田里突然长出了杂草，而恶性肿瘤就是这些杂草中的毒草，对人体危害巨大，其他那些对人体健康无大碍的杂草则为良性肿瘤。

恶性肿瘤之“恶”，我们从癌症的英文名（cancer）中也可以看出。“cancer”一词本来的意思是“螃蟹”，螃蟹大家都知道，有很多脚，向周围横行伸出，活动时样子看起来很霸道，非常具有侵犯性，所以外国人用它来命名癌症，实际上是非常形象的。另外，关于癌症的记载，早在古埃及时代就有了，那时候古埃及人在草纸上记录了数例乳腺肿瘤，并这样描述了其外形和检查结果：乳腺上凸起的肿块、大的、扩展的、硬的，触摸时感觉像触到一个被包裹的球。

而在中医学里，对癌症的说法比较多，也比较复杂，有人说它是“气”的结聚，有人说它是“经络壅堵所致”。什么意思呢？就是说人体经络好比下水道，下水道堵住了，就会使里面的东西腐烂、发臭，也就是发生了癌变。这样的说法是从最早的中医学记载肿瘤的文献中演变而来的，那时候古人以“瘤”命名癌症，就是说“瘤”字由“疒”和“留”组成，含有“留聚不散久成病”之意。

看到这里，可能有人会问：既然癌症如此可怕，它会不会传染？

在此我非常肯定地告诉大家：不会！因为某种疾病要想从一个人身上传染到另一个人身上，必须具备传染源、传播途径和易感人群这3个条件，缺一不可，而癌症患者本身并不是传染源。所以大家看，医院里那些癌症患者，有哪个被医生像对待传染病那样采取隔离措施的？没有吧，而肿瘤专业的医护人员，他们的癌症发病率也不比一般人高。此外，动物实验也证明，把患癌动物和健康动物长期关在一起，经过反复观察和检查，也从没发现有任何传染的现象。

因此，癌症说到底，其实就是你身体里某些正常的好细胞不正常工作了，“造反”了，变成了不听话的“坏细胞”，从而慢慢演变成了癌症。得了这个病怎么办，不用害怕，只要我们科学地认识这个病，积极地去治疗，就能控制病情，预防恶化，最大限度地提高生存期和生存质量。

• 肿瘤≠癌症

经常有人问我：吴教授，我身上长了个瘤子，是不是就得了癌症？

的确，对于肿瘤与癌症的区别，目前还有很多人搞不清楚，对两者的概念还是一笔糊涂账。这样带来的后果是什么呢？要么把瘤当癌，产生不必要的恐慌，徒增心理负担；要么轻视癌症，不当回事，延误病情，最后后悔莫及。

那么，肿瘤到底是不是就是癌症呢？前面我讲过，肿瘤有良性和恶性之分，弄清楚了两者的区别，才能真正找到答案。

先来看良性肿瘤。

与恶性肿瘤相比，良性肿瘤“长个儿”的速度很慢，呈膨胀性生长，就像吹气球一样，周围有包膜，只压迫不浸润周围组织，并且摸起来质地柔软，肿块也能动，与周围正常组织的界线很清楚。运用外科手术，很容易把良性肿瘤切除，且以后不会复发，不会转移，局部也不会发生坏死和出血。如果我们把良性肿瘤的标本放在显微镜下观察，可以看到它的细胞结构与正常细胞相似，没有核分裂现象，所以不影响人的生命。

平时大家经常听说的脂肪瘤、纤维瘤、子宫肌瘤、卵巢囊肿等，都属于良性肿瘤，因此不必担心，必要时手术治疗即可。

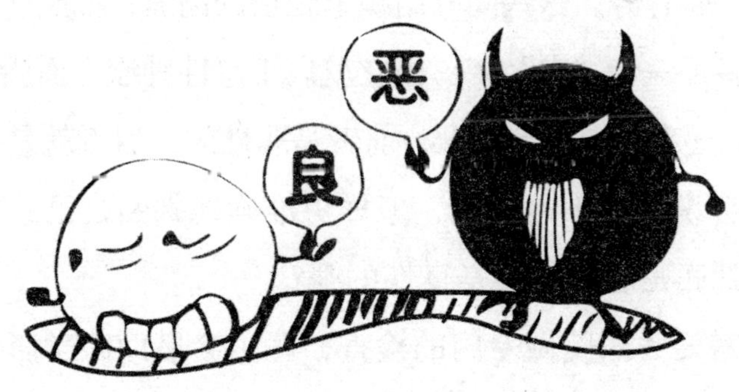

而恶性肿瘤呢，与良性肿瘤恰恰相反，不仅生长速度比较快，个头较大，摸起来硬硬的，与周围组织无明显界限，而且还

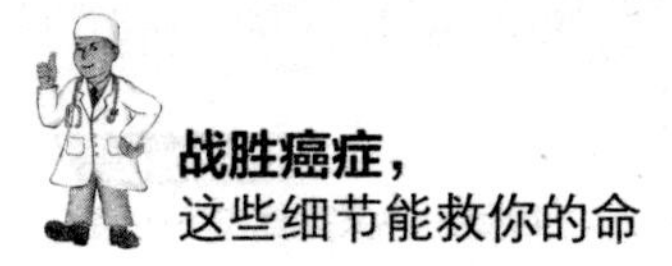

会“扩张领土”，侵犯周围正常组织，经常向周围组织蔓延、扩散，具有强大的破坏性和杀伤力。恶性肿瘤发展到了晚期，就严重了，会像一个吸血虫一样固定在某个器官组织上，使该器官组织慢慢出现坏死、溃疡及出血，并且很难止血和愈合，此时即便动手术，也不容易完全切除，且术后容易复发。

恶性肿瘤在人体的任何部位都可以发生，它最主要的特点就是快速生长，不断侵犯其他部位。就像第二次世界大战时期的德国法西斯，仗着军事实力强大，肆意侵略其他国家领土一样。恶性肿瘤的这种扩散过程，就是转移，而转移是导致患者死亡的主要原因，像肺癌、鼻咽癌、食管癌等，很多患者最后都是死于癌细胞转移。

不过值得注意的是，恶性肿瘤除了来源于上皮组织，如胃癌、皮肤癌、肺癌等，还包括来源于间叶组织的肉瘤。什么是间叶组织呢，其实就是我们常说的脂肪组织、肌肉组织、纤维组织、血管、软骨等，这些间叶组织上长出的肉瘤，如脂肪肉瘤，比脂肪瘤仅多了一个“肉”字，但它就属于恶性肿瘤，而脂肪瘤属于良性肿瘤，还有骨肉瘤与骨瘤，前者是恶性的，后者就是良性的。

有人会说，我不是医生，怎样更准确地判断自己或家属身上的肿瘤，到底是恶性的还是良性的呢？

这就需要去医院做专门的检查，医生会借助医学影像学检查以及病理学检查，帮你更明确地去辨别。一旦确定是良性肿瘤，就需要进行随访观察或手术治疗；如果是恶性肿瘤，能切除的就要尽快切除，不能切除的就需要采用其他方法去治疗。

• 为什么身边得癌症的人越来越多

大家都知道，癌症在以前是个“稀罕病”，因为那时候很少有人得这种病，所以绝大部分人对它既不熟悉，也不太关注。可是现在呢，癌症已经是一个人人皆知并且闻之色变的疾病。平时我们也经常听说，×××得了什么癌了，活不长了，特别是近年来，不少大家熟悉的名人，如罗京、姚贝娜、梅艳芳等，都因罹患癌症而早逝，更是让各种年龄层次的人都感受到了癌症的威胁。

的确，近年来我国癌症的发病率上升得很快。据2012年的统计数据显示，我国肿瘤的发病率为285.91/10万，平均每分钟就有6人被诊断为恶性肿瘤。此外，癌症在我国人群中的分布，男性死亡率高于女性，其性别比是1.68：1。城市癌症死亡率明显高于农村。40岁后癌症的发病死亡率快速上升，到80岁达到高峰。

面对如此凶猛的癌情，我们不禁要问：为什么这么多的人得癌症？其实，造成癌症发病率上升的原因有很多，概括起来主要有以下3个方面。

第一，人口老龄化速度加快了

我国目前已经成为世界上老年人口最多的国家，也是人口老龄化发展速度最快的国家之一。而癌症的发病率是随着年龄增长而显著升高的，尤其像胃癌、肝癌等许多癌症，都在60岁以上的人群中高发。所以人口老龄化严重，是导致我国癌症发病率增高的一个重要因素。

第二，医疗设备和技术进步了

过去的年代，医疗条件和生活水平都很落后，同时人们也缺乏健康意识，所以很少有人去关注健康，也很少有人每年按时体检，结果导致很多癌症无法被查出。可现在呢，医疗设备和技术进步了，大家的生活水平也提高了，大部分人都开始注重身体健康，重视每年的健康体检，而通过健康体检，很多早期癌症就可以被检查出来。

第三，现代生活环境和饮食习惯中的致癌因素增多了

很多人都抱怨活得“太累”，究其原因，主要是现代生活节奏不断加快，生活压力日益增加，不少人承受着过大的工作量、过重的心理负担以及婚姻不和谐、事业破产、亲人患病或死亡等压力，这样就容易导致精神紧张、情绪压抑，进而产生焦虑烦躁、抑郁寡欢，甚至悲观失望的不良情绪。这些不良情绪积压的时间长了，就会反过来对身体健康造成危害，从而成为心理性致癌因素，在一定程度上诱发癌症。

另外，生活水平提高了，人们的饮食结构也发生了很大变化，饮食的失衡严重影响到现代人的身体健康，饮食无节制成为各类癌症的根源。临床调查很多癌症患者的饮食，他们都存在饮食失调的问题：有的偏食，有的暴饮暴食，有的喜欢吃辛辣刺激食品，有的长期摄入高脂肪食物等。

当然，环境污染、食品污染、电离辐射等也是毋庸置疑的致癌因素，以上诸多因素“内外夹击”，就很容易使我们一不小心就和癌症“握手”，增加癌症的发病率。

• 癌症，其实是种可控制的慢性病

前不久我遇到一个多年未联系的老友。一见面，还没聊几句，这个老友就面带悲伤地对我说：还记得以前的那个老王吗？上个月因为癌症走了，好好的人一下子说没就没了……看来癌症确实是个绝症，沾上就只能等死……

旧友病故，我心里也很不是滋味，但是这位老友对癌症的认识，实际上是不对的。

首先，癌症不是突发疾病，不是说能让人“一下子说没就没了”，而是一种彻彻底底的慢性病！它与大家熟悉的高血压、糖尿病一样，都是慢性病。为什么这么说呢，因为癌症的发生，不是一两个月、一两年的结果，而是一个多因素、多阶段、复杂渐进的过程，这个过程通常需要十几年甚至几十年的时间。

我经常用好人变坏来形容癌细胞的形成。我们每个人都好比这个社会的一个细胞，而“人之初，性本善”，每个人生下来的时候，都是善良的，没有一个是坏人。但是如果从小缺乏良好的教育，就会慢慢变得调皮捣蛋，到长大后，踏入社会，再受到社会不良因素的影响，就很容易从小时候的捣蛋鬼变成坏蛋，成为危害社会的“癌细胞”。这样的“癌细胞”如果不能被及时关进监狱，就会越来越多，最后聚集成伙，团伙作案，成为危害社会的“癌症”。

这样的情形和癌细胞的形成很相似。我们的身体是由无数个细胞组成的，每个细胞生来也都是好细胞，但是随着年龄的不断增长，当细胞自身出了问题，或受到外界的物理、化学或生物等致癌因素的不良刺激后，就会慢慢发生恶变，进而不断繁殖、分裂和增生。于是，正常的好细胞就变成了坏细胞，最后无数个这样的坏细胞聚集在一起“团伙作案”，就形成了肿瘤，最后又慢慢发展成了癌症。

由此可见，癌症，的的确确是一种慢性病，而不是急性病。

再者，癌症不是绝症，而是一种可以控制的慢性病。很多人一听说自己得了癌症，还没治疗呢，心里就特别害怕，先给自己判了死刑，以为活不长了。实际上尽管目前的医疗水平还不能完全攻克癌症，但控制病情发展是完全可以做到的。还是以高血压、糖尿病等慢性病为例，这些病现在能治愈吗？不能，但是经过科学治疗，病情被控制住了，很多患者就能继续活很长时间。而癌症患者也一样，如果能够从早期诊断开始，坚持治疗，仍然能够延长生命，

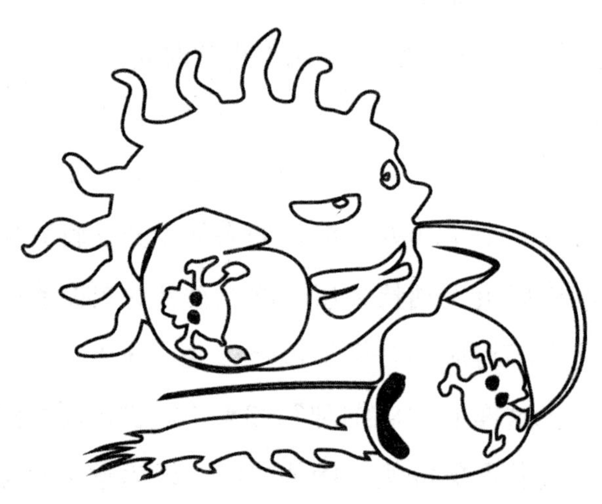

甚至比高血压、糖尿病患者活的时间更长，活得更好！

这个结论可是有科学依据的。世界卫生组织的统计数据早就表明：1/3的癌症可以预防；1/3的癌症可以早诊断而治愈；1/3的癌症患者可改善症状，延长生命。

所以，面对癌症，我们一定要消除错误认知，消除恐惧，认识到它只是一种与高血压、糖尿病一样的慢性病而已，而且得这种病，不等于死亡，是完全可以控制的！

• 癌症难治，原因在哪

去年我接触一位来自黑龙江的癌症患者王先生，是一家国企的干部，50多岁，事业蒸蒸日上，但不幸患上了肺癌，他夫人虽然带他四处求医，但治疗效果一直不佳。后来他们找到我后，王夫人愁容满面地问我：吴教授，您说癌症怎么这么难治呢，现在医学技术这么发达，为什么还是攻克不了癌症？

我很理解她的心情。的确，癌症已经成为目前世界上危害最大的疾病，日益发达的现代医学技术依然对它没有太好的治疗方法，所以大家都谈癌色变，以致老百姓们流传着这样一句话：10个癌症9个埋，1个不埋不是癌。那么癌症为什么如此难以治愈呢？在这里我不想引用晦涩难懂的专业知识跟大家讲述，而是试着用通俗的语言讲一下。

癌症难治主要在于癌细胞。如果我们把癌症这个整体看作一支军队，那么每个癌细胞就相当于士兵。这个军队的规模到底有多庞大呢，去医院拍过片子的患者都知道，最少能达到10亿的数量级了。可是，这10亿个士兵都一模一样吗？不是，他们各有不同，有的拿枪，有的拿刀，有的开坦克，有的开飞机……每个癌细胞不一样，就给治疗带来了第一个难度。如果用药去攻击这支由10亿个癌细胞组成的癌症军队，肯定不能把它们个个都消灭掉，总有一部分作战能力比较强的士兵能躲过药物的扫荡而幸存下来，负隅顽抗，并且用不了多长时间，它们又会通过繁衍（细胞分裂）组成大部队。

可能有人会说：用药不行，那就直接动手术把整个癌瘤切掉呗，这样不就能连窝端了吗？也不行，切除癌瘤并不能达到斩草除根的目的，因为癌细胞会转移，人体的各个器官组织都能成为它们的转移地。所以临床上很多癌症患者，经过检查，身上都能找到10多个转移病灶。这样一来就给治疗带来了很大麻烦，如果手术切除，这么多病灶你怎么切，不可能都一一切除吧。

除此之外，治疗癌症还有第三个难度，就是癌细胞能够无限分裂，并且在分裂的时候会产生新的突变。这就好比一小撮反对部队，刚开始占山为王的时候由于实力有限，兵种很少，大多只有步兵、骑兵，可是逐渐壮大变成百万大军的时候，就会出现很多新兵种，比如炮兵、装甲兵等。这么多花样繁多的兵种，给用药带来了困难，同样也不能把它们完全消灭掉。

治疗癌症最后一个难度是患者个体之间的差异。比如甲和乙患的都是胃癌，但是他们胃癌的“兵种”组成会有很大差别，这样带来的结果是，某一种药可能对甲有效，一吃就好，但是对乙就可能完全没效果。所以近年来医学界都比较赞同癌症个性化治疗，不能搞“一刀切”的模式，原因就在于此。

搞清楚了癌症难治的原因，很多人不禁要问：这可怎么办呢？难道只能眼巴巴坐以待毙？

不是。我们说，提高癌症治愈率的最佳捷径是早期发现，早期诊断。也就是说，越早发现越好治。不过令人痛惜的是，很多人由于缺乏癌症预防意识，平时不关注身体健康，不主动到医院就诊检查，结果真正被诊断出癌症时，已经是晚期了。

如何做到“早期发现”呢？早期癌症是有一些征兆的，可帮助我们进行自我检查、自我发现。对此，世界卫生组织曾经提出了癌症早期的八大警号，而中国医学科学院据此结合我国的具体情况，概括提出了癌症早期的十大征兆。

征兆一：身体任何部位，如乳腺、皮肤、唇舌或其他部位有可触及的硬结或不消的肿块，特别是无痛性肿块迅速增大要引起重视。

征兆二：黑痣颜色加深、迅速增大，瘙痒脱发、溃烂或出血等改变。

征兆三：持续性消化不良，不明原因的消瘦、厌食。

征兆四：吞咽粗硬物有哽噎感，胸骨后不适，灼痛或食管有异物感。

征兆五：耳鸣、重听、鼻塞、头痛、咽部分泌物带血，颈部肿块。

征兆六：持续性声哑，不明原因刺激性咳嗽或痰中带血。

征兆七：原因不明的大便带血，无诱因的腹痛，无痛性血尿、外耳道出血。

征兆八：月经不正常，大出血，月经期外或绝经后不规则阴道出血。

征兆九：久治不愈溃疡。炎症的长期刺激，慢性溃疡很多会转变成为溃疡性癌症。

征兆十：原因不明的体重减轻或低热。要做全身检查，在没有癌症的特异性表现时，体重减轻和低热也是癌症的表现之一。

以上征兆出现任何一种，都应该及时去医院检查，如果确定患癌，就应该早日治疗。不过，上述任何一项征兆，都不是癌症专有，也不能看做是确诊癌症的依据。因此大家千万不要因为出现上述征兆而过分惊恐，当然也不能掉以轻心，贻误病情。

02 揪出致癌“凶手”

● 七大致癌因素，榜上有名

致癌因素，是指那些能引起细胞发生癌变的因素。日常生活中的致癌因素有很多，据相关研究机构统计，目前有400多个能对人类致癌或可能致癌的因素，包括辐射、化学品、混合物、物理和生物因子、生活行为和病毒等。在这里，我主要给大家讲一讲世界卫生组织已经明确的七大致癌因素。

第一大致癌因素：吸烟

吸烟是危害人类健康的第一大杀手，地球上平均每10秒就有一人死于香烟危害，而对于癌症而言，大约20%的癌症患者死亡都和吸烟脱不了干系。

门诊中，很多人也都是带着浑身烟味前来向我咨询癌症的情况，这种情形实在令人感到悲哀。的确，长期吸烟最容易患肺癌，这个大家都知道，但除了肺癌外，吸烟还会导致其他癌症，如食管癌、喉癌、口腔癌、咽喉癌、肾癌、胰腺癌等。为什么烟草会引起这么多癌症呢？罪魁祸首就是烟雾中所含的烟焦油！

烟焦油中所含的化合物高达4000多种，其中至少有43种化合物会引起癌症。当烟雾进入人体后，分子较大的烟焦油会最先在气管和较前端的支气管上“着陆”，从而引起肺癌。有些爱吸烟的人，喜欢大口大口地把烟雾吞进肚里，这样带来的危害更大，烟焦油会“深入腹地”，到达肺部深处，从而有较多机会形成腺癌。

另外我们常说的“二手烟”，也会使不吸烟者患癌，并且大部分是腺癌。为什么是腺癌呢？因为烟雾中的大分子烟焦油之前已经黏附在直接吸烟者的气管上，他们吐出的烟雾中，基本都是小分子的烟焦油。这些小分子烟焦油进入吸二手烟的人体内，最容易直接到达肺内部，从而引发腺癌。

吸二手烟的危害到底有多大呢？举个例子，赵女士的老公平时在家爱吸烟，赵女士处于被动吸烟中，那么老公吸一根烟，她就相当于吸了半根烟。长期如此，赵女士患肺癌的机会比那些不吸烟者提高了5倍！大家说这个二手烟危害有多大！

所以，在此告诫爱吸烟的朋友，为了让自己和家人以及周围的朋友远离癌症，请尽快戒烟，并且任何时候戒都不算晚，越早越好。

第二大致癌因素：嗜酒

与吸烟一样，长期喝酒也会导致多种癌症，如口腔癌、喉癌、食管癌、肝癌、乳腺癌等。

以白酒为例，它的主要成分是乙醇，还含有甲醇、丙醇、丁醇、戊醇、异戊醇等杂醇以及其他有毒化学物质。当乙醇从我们身体内排出时，会造成多种无机盐元素如钙、镁、铁、钾等的流失，从而使机体免疫功能降低，同时也会使核糖核酸中的微量元素减少，癌基因乘机兴风作浪，使癌细胞分裂增殖而发生癌症。

那么喝啤酒怎么样呢，啤酒酒精度数低，是不是就不致癌了？

恰恰相反，经常喝啤酒容易患口腔癌和食管癌。这主要是因为啤酒在制造时要使用麦曲，而麦曲中含有大量的亚硝胺，亚硝胺是一种公认的致癌物。所以现在相关部门对啤酒中的亚硝胺含量做了严格限制，并且要求啤酒制造行业要改进酿造工艺，降低亚硝胺含量。

对于已经患癌的人来说，喝酒无疑“火上浇油”，容易使肿瘤发展和扩散。所以我们对于一般人，只要求“控酒戒烟”，但对于乙型肝炎病毒携带者“大三阳”“小三阳”，尤其是有肝损害的慢性乙型病毒性肝炎（简称慢性乙肝）患者，一定要做到“滴酒不沾”，这比你吃药都重要。

第三大致癌因素：肥胖

肥胖是如何导致癌症的呢？

医学研究证实，一个人体内如果脂肪过多，就会影响激素的平衡。过多的脂肪细胞能释放雌激素，从而增加患大肠癌、食管癌、胰腺癌、肾癌、子宫内膜癌和更年期乳腺癌的机会。不仅如此，囤积在腰腹部的脂肪，还会刺激身体产生细胞生长因子，而过多的生长因子则会增加患癌风险。

所以，为了降低患癌风险，身材肥胖的朋友一定要想办法控制体重。这里给大家几个建议。

◆少吃肉食，多吃蔬菜、水果、豆类及谷物等含热量低的食物。

◆经常活动，以帮助消耗热量，防止多余热量在体内转化为脂肪。

◆不要经常吃汉堡、炸鸡、薯片等快餐食品，也不要常喝汽水等含糖饮料，因为这些都属于高热量的食物。

◆控制食量，尽量只在饿的时候吃东西，并且感到饱腹就停止。

第四大致癌因素：感染

很多癌症与病毒感染有关。例如：人乳头瘤病毒感染会导致宫颈癌，幽门螺杆菌感染会增加患胃癌的风险，血吸虫等寄生虫感染会增加患膀胱癌的风险，等等。

如何预防感染致癌呢？感染病菌通常不会一下子致癌，往往都是悄悄潜伏在我们体内，伺机作案，而这个过程大约需要10年的时间。所以我们如果能阻断其传播，就能有效预防癌症的发生。对此，以下方法很有必要。

◆打疫苗。例如给婴幼儿和儿童注射乙肝疫苗，可有效降低他们将来肝癌的发病率。

◆早治疗。例如使用抗生素联合中药治疗幽门螺杆菌，不但能缓解胃炎、胃溃疡，而且还能预防它们进一步发展成胃癌。

◆定期体检。35岁以下人群，最好每2年体检一次，35～55

岁人群，每年体检一次，55岁以上人群，半年体检一次，这样能及时了解自己的身体状况。

◆实行分餐制。胃癌患者中有近一半与幽门螺杆菌感染有关，所以生活中最好实行分餐制，提倡公筷公勺，讲究用餐礼仪。

第五大致癌因素：环境污染

环境污染不仅会引起人体急性中毒，还有可能导致慢性病，具有致癌、致突变、致畸等远期效应。有研究证实，目前已知的80%的癌症发病都与环境有关，从大气污染到水污染再到环境污染，无一幸免。这方面最有力的证据是“癌症村”，它们发展经济以牺牲环境为代价，结果因环境污染导致大量人口致癌，实在令人悲哀。

第六大致癌因素：职业致癌物

长期从事工作的过程中经常接触到化学的致癌物，也可引起癌症，我们把这类癌症称为“职业性癌”。目前对职业环境的研究，确认有30余种化学物质对人有致癌作用，其中不同的化学物质将导致不同的癌症。

致癌物质	常诱发的癌症
煤烟、焦油、沥青、石蜡、蒽类	皮肤癌
较多的放射性碘、钍和铀	甲状腺癌和骨肉瘤
大剂量的X射线照射	白血病
吸入煤焦油气体、芥子气、砷化物、石棉、铬等	肺癌
联苯胺、一氨基联苯等	膀胱癌

如何避免因生产环境而致癌呢，除了政府要监督企业改善生产环境外，对于正从事这类“高危”职业的人群来说，也应该有自己的预防方法。

◆了解本行业的具体危害情况以及相关防护措施。

◆看企业是否有详细的防护措施和程序，如果没有，及时向企业提出建议；如果有，自己要严格执行。

◆每年定期体检一次，随时了解自己的身体状况。

◆平时可咨询医生，有针对性地服用一些抗辐射、抗癌的药物。

第七大致癌因素：辐射

电离辐射是大家公认的“隐形致癌物”“无形杀手”。特别在医院，是电离辐射集中的地方，包括计算机层析成像、磁共振显像、放射治疗（简称放疗）和伽马刀治疗，是诊断、治疗癌症的常规疗法，同时也是电离辐射的“凶器”。所以为了降低潜在的辐射风险，医院对放射性医学操作都有严格的规定。

除了电离辐射外，紫外线辐射尤其是太阳辐射也不容忽视，对人体具有致癌性，可导致几乎所有类型的皮肤癌。因此，大家进行户外活动时，为了避免过度暴露，最好使用防晒霜和保护性服装，这些措施都非常有效。

• 你正走在患癌的路上！并非吓唬你

每次出去讲座，总会遇到不少朋友心有余悸地向我咨询：吴教授，癌症太可怕了！我将来会不会得这种病呢？

其实，我们每个人都正走在患癌的路上！这绝对不是吓唬人的。因为我们每个人身体里都有癌细胞，但是有癌细胞并不等于就患癌了，这是两码事。从癌细胞到癌症之间，理论上讲还有一段很长的距离，但是如果你不重视预防的话，这个距离就缩短了，早晚会得癌症。对此可能有人不服气：我一向身体很棒，平时感冒都很少有，怎么会“正走在患癌的路上”？

别急，看看下面这些比较典型的、正走在患癌路上的人群，你就明白了。

1. 经常熬夜吃夜宵者

熬夜是致癌的危险因素。因为熬夜会导致人体内抑制肿瘤的褪黑素减少，并且由于睡眠不足，身体免疫功能下降，这就给了癌症可乘之机。另外，很多人熬夜时喜欢抽烟或者喝咖啡，再或者吃个火锅当夜宵，这样的习惯也能致癌。所以建议经常上夜班的朋友，科学合理安排倒班时间，尽可能在一个班次结束时保持较长的休息和调整时间，切不可上完夜班马上接着上白班。在夜宵的选择上，可适当补充一些富含松果体素的食物，如甜玉米、香蕉、燕麦粥等，可有效清除体内垃圾，帮助提高睡眠质量。

2. 经常喝热浓茶者

医学研究发现，经常喝高温（70℃以上）的浓茶水，不仅容易烫伤食管导致慢性溃疡，而且茶中的鞣质可沉积在溃疡部位，不断刺激食管上皮细胞，从而导致癌变。

3. 经常憋大小便者

一般来说，经常跑长途的货车司机患膀胱癌的比较多。为什么呢，因为这类人经常憋大小便。尿液中含有一种致癌物质，能侵犯膀胱肌肉纤维使其癌变，而大便中的有害物更多，硫化氢、粪臭素和其他致癌物如果经常刺激肠黏膜，就容易导致癌变。

4. 经常吸烟酗酒者

长期吸烟、酗酒与癌症的关系，在前面我已讲过，在此不再赘述。

5. 经常吃红肉及加工肉类者

红肉是指牛肉、猪肉和羊肉，加工肉类指烟熏、盐腌或添加了防腐剂来保存的肉类，如火腿、熏肉、腊肠、热狗和其他香肠等。红肉含有导致大肠癌的物质，如血铁质，会破坏大肠内膜。研究发现，经常吃红肉的人，都不太喜欢多吃水果蔬菜，而水果蔬菜富含防癌的营养素，这样就会使这类人体内缺乏抗癌素，从而更容易患癌。

6. 有癌症家族史的人群

癌症虽然不会直接遗传，但它与遗传因素有很大关系，癌症患者的后代患癌风险明显高于一般人群。就拿肝癌来说，肝癌通常是由慢性肝炎、肝硬化发展而来的，而肝炎是种传染病。我们平时在家吃饭都习惯一家人坐在一起共同进餐，没有分餐习惯，所以如果家里有一个人得了肝炎，就很容易传染其他家庭成员。患上慢性肝炎后如果不加以重视和治疗，久而久之就很容易演变为肝硬化，最终导致肝癌。

7. 动不动就爱生气的人

人在生气的时候，体内环境的稳态被打破，免疫功能降低，这样就有可能引发各种疾病甚至是癌症的发生。

8. 长期服用可能致癌药物者

俗话说“是药三分毒”，长期吃药的人难免会遭受药物的副作用。医学上将因使用药物而引起的癌症称为“药源性癌症”，当今世界对药物致癌都十分重视，在审批新药时必须进行致癌、致畸和致突变的“三致”试验。目前具有致癌危险的药物主要有以下几种。

解热镇痛药：如阿司匹林、氨基比林、复方阿司匹林、复方氨基比林等。

氯霉素：包括片剂、针剂、眼药水。

利舍平（利血平）：长期服用利舍平容易使妇女患乳腺癌。

抗肿瘤药：如环磷酰胺、白消安、甲氨蝶呤等。

睾丸素类药：如甲睾酮、去氢甲睾酮、庚酸睾酮等。

抗癫痫药：如苯妥英钠、苯巴比妥等。

己烯雌酚：绝经期或绝经后的妇女使用此药后，患子宫内膜癌的概率明显增加。

其他：土霉素、氯仿、砷化合物、多柔比星（阿霉素）、亚硝酸盐、亚硝胺类西药。

• 癌是被“惯”出来的：很多癌症都与不良生活习惯有关

我有个患者姓乔，是一家房地产公司的老总，平时爱抽烟喝酒，整天大鱼大肉，而且不爱运动，出门总是坐车，之前就有10多年的高血压、高脂血症、前列腺炎等病史。后来在他52岁的时候，患上了肺癌。手术后他停了所有工作，专门在家休息，每日早上散步，饮食以蔬菜、水果和杂粮为主，到现在他的癌症控制得很好，同时原来的基础疾病也都好了很多。

乔先生的癌症就属于典型的生活习惯癌。而事实上，很多类型的癌症与高血压、高血脂、糖尿病等慢性病一样，都是被“惯”出来的，都与不良生活习惯有很大关系。根据这么多年来我对癌症的研究，总结出了以下几种最容易致癌的不良生活习惯。

1. 过量摄入甜食

吃糖太多容易患糖尿病，这个常识大家都了解，但是很少有人知道甜食也是潜在的致癌因素。因为糖吃得太多，会引发肥胖，而肥胖是多种癌症的隐患，尤其对于肥胖儿童来说，将来患胃癌、膀胱癌、胰腺癌等的概率都远远大于体重正常的孩子。所以建议大家在平时的饮食习惯中要严格控制糖分摄入，少吃或不吃含糖食品，每日的摄入量不超过50克为宜。

2. 过量摄入反式脂肪

反式脂肪又叫做人造脂肪，与一般的植物油相比，具有耐高温、不易变质、存放更久等优点，因此被广泛用于各种煎炸食品中，如面包、饼干、蛋糕、炸薯条等。研究表明，平时经常吃含有反式脂肪的食物，不仅容易诱发癌症，而且还极易引发冠心病、哮喘等，且对青少年的生长发育有阻碍作用。

如何避免反式脂肪的危害呢？最主要的就是认清哪些食物含有反式脂肪，这就需要我们在购买食物时，先仔细看看包装上的配料表，凡是里面标有氢化植物油、人造脂肪、人造黄油、人造奶油、转化脂肪、代可可脂、植脂末、起酥油等成分的，就说明该食物含有反式脂肪，尽量少吃或不吃。另外，要少吃油饼、油条、炸糕等油炸食物，因为烹调这些食物时，由于油温过高，油中的部分顺式脂肪酸会转为反式脂肪酸。

3. 经常久坐

久坐不仅容易损害我们的颈椎、腰椎，而且还容易引起癌症。因为人体免疫细胞的数量随活动量的增加而增加，而久坐不动的人，体内免疫细胞就大大减少了，这样就让癌症有机可乘。有研究表明，久坐的人比经常运动的人患结肠癌、胃癌、前列腺癌的风险高40%～50%。因此我们应当改正久坐的坏习惯，每工作2小时就起身活动一会儿。

4. 频繁染发烫发，使用化妆品不当

染发剂和烫发剂中都含有苯类化学物质，可通过皮肤吸收，久而久之会在体内累积，对肝、肾、造血等系统造成损害，从而

提高致癌的可能性。美国癌症学会曾经对1.3万名染发妇女进行调查，发现她们患白血病的概率是未染发妇女的3.8倍，患淋巴瘤的机会增加70%。

而化妆品中含有一种叫做羟基苯甲酸类的防腐剂，这类防腐剂会破坏女性体内的激素，从而提高罹患乳癌的风险。所以平时大家尽量减少染发烫发次数，购买化妆品要选择卫生部批准的优质产品，不要轻易相信广告，并且要预防过敏。

5. 口味太重，爱吃高盐食物

吃盐太多，不仅会损害肾脏，导致高血压、心脏病和中风，而且还很可能导致胃癌。因为摄取过量盐会破坏胃黏膜，诱发胃炎、胃溃疡，进而引发胃癌。所以日常生活中，我们在煮汤时要尽量少放盐，购买食品时要注意包装说明上的盐分含量，同时少吃含盐量高的加工食品，如香肠、火腿、速食品等。

6. 不愿母乳喂养

现在很多年轻母亲，为了保持身材不愿母乳喂养，其实母乳喂养不仅可以提高孩子的免疫力，增进母子感情，而且还有助于母子共同防癌。首先，母乳喂养会降低母亲体内与癌症有关的激素水平，减少患乳腺癌的风险。而母乳喂养的婴儿，相比奶粉喂养的婴儿，有较少机会吸收过多热量和蛋白质，这样可降低他们长大后体重超标或肥胖的概率，从而更好地预防癌症。建议年轻母亲在婴儿前6个月使用母乳喂养，然后添加其他食物。

• 不良情绪，藏在心底深处的癌症“隐形杀手”

赵先生是单位的中层干部，工作兢兢业业。本来这样的状态可以持续到退休，可是在他54岁那年，因为与同事闹矛盾，被调到了一个可有可无的岗位，虽然级别没有降，但他其实被架空了。事业心很强的赵先生接受不了这个事实，非常郁闷，从此以酒解愁，每天下班后把自己关在屋里边喝酒边流泪，还经常与妻子吵架。如此持续了一年多后，有段时间他早上吃饭时总感觉喉咙不顺畅，像被什么东西堵着，到医院一检查，结果是食管癌。

其实，赵先生的食管癌与他之前长期处于抑郁状态有很大关系。我们说，导致癌症的原因有很多，而抑郁、焦虑、悲伤、痛

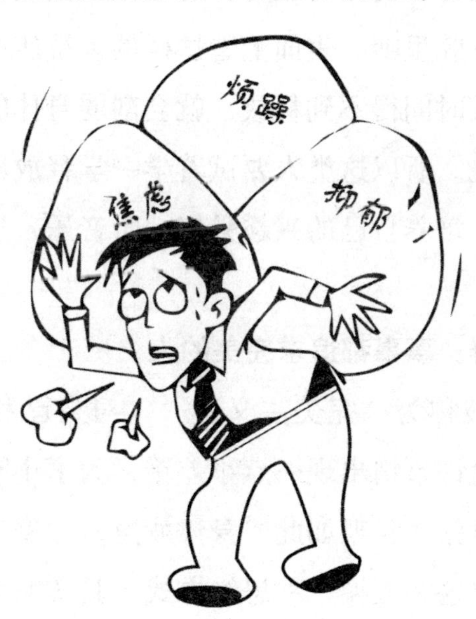

苦等负面情绪，也是不容忽视的致癌因素。如果长期沉浸在不良情绪中，就容易让癌症钻空子。

为什么不良情绪会引起癌症呢？主要是不良情绪会对身体造成应激反应。比如我们在愤怒的时候，体内会分泌大量的肾上腺素，心跳加快、血行加快，紧接着脸部变红，身体动作不由自主会加大等，这就是愤怒情绪造成的应激反应。而焦虑、烦躁，长期处于压力中会慢慢消耗体内能量，使免疫系统疲累，长期如此就会诱导问题细胞出现，从而引发各种疾病，包括癌症。

那么，哪些人最容易出现不良情绪呢？了解这一点，就有助于我们更好地预防癌症。

第一类人群：生活压力大，性格内向者

现代社会竞争激烈，很多人都承受过重的生活压力，性格内向的人往往不懂得如何排解压力，总是做“闷葫芦”，习惯忍气吞声、打落牙往肚里咽。表面上看这样的人抗压能力似乎很强，但实际上压力长时间得不到释放，就会削弱身体的免疫功能，给癌症以可乘之机。所以这类人要试着学一学释放压力的方法，比如向好友倾诉、培养自己的兴趣爱好、听音乐、运动等，都有一定的效果。

第二类人群：事事都追求完美的人

这样的人被称为“完美主义者”，对自己和周围人要求都非常严格，不允许事情出现一点小差错，为了小问题也会费尽心力，精神长期紧张。长期如此，身体疲惫，免疫力下降，也容易诱发癌症。建议这类人换一种思维方式，其实完美与否往往只在一念之间，有时不妨过得稍稍糊涂些，凡事不必看得过重。

第三类人群：性格敏感，遇事喜欢独自承担者

性格过于敏感的人往往不自信，受他人影响较大，一旦抑郁不快，情绪得不到宣泄，不良情绪就会累积，时间长了会对身体健康产生影响，易导致问题细胞出现。建议这类人经常自省，承认自己的缺点，不计较小事，业余时间学会放松自己，如参加集体娱乐活动、看书等。

第四类人群：常年在室内工作，很少参加体育锻炼者

很多办公室白领就属于这类人，经常久坐，缺乏活动，结果不仅危害身体健康，情绪也容易出问题。建议这类人多培养兴趣爱好，别让单调枯燥的工作压抑了心情，同时要坚持运动。运动不仅会消耗能量，还会促进身体产生令人愉悦的激素，让心情快乐起来，摆脱不良情绪的困扰。

• 其实，很多癌症是可以预防的

前段时间，湖北的刘先生听了我的养生讲座后，很有感触，打电话和我交流。他说他今年才30多岁，周围有几个同学先后死于各种癌症，问我有没有什么预防癌症的建议。刘先生的问题很有普遍性，很多患者家属和周围的亲朋好友也都经常向我请教这个问题。

其实我们对癌症的预防，有可控因素和不可控因素。可控因素是个人的生活习惯如吸烟、饮酒、锻炼身体、饮食健康等，不可控因素如空气污染、水污染、食品污染、遗传因素、药品的毒副作用等，这些都不是单靠个人努力就能轻易改变的。虽然目前医学界还未攻克癌症，但是大量实践证实，运用掌握的癌症预防知识，通过主动积极的预防和干预，至少有1/3的癌症是可以预防的。

以前在医院工作的时候，我有个同事，在一次体检时发现肿瘤标志物指标增高一倍多，但是全身体检没有发现肿瘤。后来他经过调节饮食结构和生活方式，加上适当的中医调理，半年后复查，肿瘤标志物指标降至正常范围，与癌症擦肩而过。这就充分说明，癌症不仅可以预防，而且预防起来并不难。

怎样有效预防癌症呢？早在20世纪80年代初，有关专家就提出了癌症三级预防的概念，大家有必要参考一下。

一级预防是病因预防，就是减少或消除各种致癌因素，降低发病率。这个一级预防，在整个癌症的三级预防中，是我们普通老百姓最能参与的预防癌症的方式，其主要措施就是培养良好的日常生活和饮食习惯。如何做到这一点？我在前面的章节中都讲得很清楚，大家不妨再回过头来认真看一下。

二级预防呢，就是“三早”，早发现、早诊断、早治疗，通过这样的手段可以提高癌症的治愈率。定期体检是发现早期癌症的主要方法。不过大家在看医生的时候，最好让医生全面了解自己的病史。因为有些看似与癌症毫无关联的病情，却在很大程度上透露了癌症病发的各种征兆。医生充分了解你的情况后，他就会对你身体是否有一些病情与癌症有关作出判断，进而能够更彻底排除隐患。

当然，普通的体检只能发现一些较为明显的恶性癌症，而对于早期癌的诊断率并不高。那么对于这种情况，我建议大家做化验检查，这对于肿瘤的诊断有重要意义。比如检查血液可以诊断肝癌、白血病等癌症；尿液检查可诊断泌尿系统癌症、骨髓癌、恶性黑色素瘤；大便隐血试验可以检测胃肠癌等。

三级预防就是合理治疗了。在治疗癌症时，重点是想办法预防癌症复发和转移，防止并发症和后遗症。对此，患者和家属要选择合理的治疗方式，避免过度治疗。

大家看，癌症的预防是不是很简单？改变一个不良的生活习惯或戒除一个不良的饮食嗜好，每年按时体检，就可以轻轻松松把大多数癌症拒之门外！所以以后大家再谈起癌症的时候，大可不必心惊胆战了。

Chapter 2

抗癌，食物是最好的药

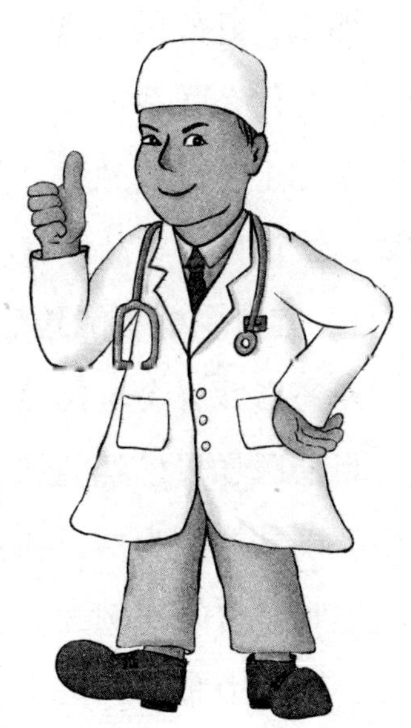

01　病从口入，90%的癌症都是“吃”出来的

• 饮食，为什么与癌症扯上了关系

前面我讲过，引发癌症的因素有很多，其中饮食因素至关重要。那么，好好的饮食，为什么与“癌”扯上了关系呢？两者之间究竟有什么联系？

实际上，饮食致癌主要包括两大方面：膳食中含有能致癌的物质、饮食方式与品质存在的缺陷。

1. 膳食中含有能致癌的物质

◆高脂肪膳食与致癌的关系

目前医学界已经公认，高脂肪饮食会促进结肠癌和乳腺癌的发生。以乳腺癌为例，在发达国家，如美国、英国的妇女，因为饮食中脂肪占的比例大，乳腺癌的发病率较高，而发展中国家的妇女，饮食中脂肪含量少，乳腺癌发病率就低得多。这主要是因为，膳食中的高脂肪、高蛋白成分高水平地摄入体内，会转化为

类雌激素，刺激乳腺组织增生，从而容易导致乳腺癌。这也是城市乳腺癌的发病率比农村高的重要原因。

◆膳食中的其他致癌物

包括某些食品添加剂、农药以及某些嗜好饮料中的特殊成分等。

某些食品添加剂，如溴酸钾，被认为是最好的面粉改良剂之一，在发酵、醒发及烘焙工艺过程中起到很大作用，有助于面粉定型和烘焙。但是动物实验发现，溴酸钾可导致甲状腺癌和肾癌，所以我国明令禁止食品中添加溴酸钾，但如果不购买正规食品，就很容易遇到含有此类致癌物的食品。

瓜果蔬菜农药残留。前些年，有关"涕灭威"西瓜、"乙草胺"草莓、"套药袋"苹果等农药残留的"新闻"，让大家人心惶惶。不可否认，在瓜果蔬菜种植期间，如果农药使用不规范，就会有残留，而农药毒性大，长期食用也容易引发癌症。

2. 饮食方式与品质存在的缺陷

◆不当的烹调方法。如肉类过分加热烧焦，会产生具有致癌性的棕黑色物质；食糖过分加热产生的棕黑色物质也具有致癌性。

◆某些食品加工方法问题。如经常吃用盐腌制的咸菜、咸鱼等，油煎的鱼、肉（极易产生具有致癌性的热解产物）、熏制食品如熏鱼、腊肉等，使用防腐剂的罐头食品及香肠。

◆食品的品质缺陷。如经常吃发霉食品和变质的动物脂肪。

◆饮食中某些维生素或微量元素不足。如维生素A、维生素C、胡萝卜素、维生素E不足；微量元素铁、硒等缺乏，这些也很容易引发癌症。

◆不良的饮食习惯。如饮食不定时、暴饮暴食、偏食等。

◆其他不良嗜好。如吸烟、嗜酒等。

由此可见，饮食，确实与癌症有着密切的联系。怪不得“癌”字由三张“口”组成，“癌从口中入”，如果我们不从饮食上好好控制，就很容易与“癌”狭路相逢了。

• 很多消化系统“癌”，也跟“吃”脱不了干系

我们知道，“吃”最先影响的是人体的消化系统。当食物通过食管进入消化道后，必须经过消化作用，才能将那些大分子的物质分解为小分子物质，最终转化为葡萄糖、氨基酸等能够被人体吸收的营养物质。

那么，像食管癌、胃癌、直肠癌等消化系统癌症，与“吃”之间又有什么联系呢？

首先来说食管癌。

虽然说食管癌的发生与食管炎症有关，但不良的饮食习惯也是重要的诱因。为什么这么说呢？因为我们平时吃的东西很杂，再加上有时候饥不择食，会吃一些比较粗糙或烫的食物，这些食物在经过食管时，就容易擦伤或烫伤食管黏膜上皮，导致黏膜上皮溃烂甚至出血。这样的情况如果经常发生，食管黏膜上皮就会反复增生、修复，在此过程中就容易出现形态和功能都不正常的“异型细胞”，导致食管癌前期改变。当营养缺乏、吃含有黄曲

霉毒素或亚硝胺类物质的食物时，都会增加食管癌的发生率。

再来看胃癌。

胃癌和“吃”有什么联系呢？我们都知道，胃是消化食物的主要器官，中医学讲“胃主消化，脾主吸收”。我们吃下食物后，食物通过食管进入胃，会在胃里面停留一会儿，然后再消化。但是有些食物里面含有致癌物和促癌物，比如发霉的面包、烤糊的肉串等，这些致癌物质也会刺激胃黏膜，从而诱发胃癌。

当然，除了含致癌物的食物会诱发胃癌外，长期吸烟喝酒也很容易诱发胃部慢性炎症和溃疡，从而导致胃癌。还有一点大家比较容易忽略，就是现代人尤其是上班族，长期承受过重的工作压力，生活无规律，经常熬夜，再加上三餐不定时，很容易得胃病，这样也会为胃癌埋下隐患。

直肠癌的发生与饮食更是关系密切。

很多人平时喜欢吃肉类、油炸类、高脂肪食物，而新鲜水果、粗杂粮吃得较少，结果就容易导致便秘。便秘了，粪便通过肠道的时间就延长了，而粪便中含有致癌物，这些致癌物与肠道接触的机会增加了，就易诱发直肠癌。

以前在门诊中我就遇到一位患者，平时饮食无度，长年大鱼大肉，还爱喝酒，每日一小醉、三日一大醉。后来有段时间他吃上火了，大便有血，在小医院检查是痔疮出血，但是用药很长时间都不见好转。最后这位患者找到我，我建议他先做个肠镜检查，刚开始他怕痛不愿做，后来忍痛做了后，结果让人大吃一惊：直肠上有两个呈菜花状的息肉，溃烂、出血。后来切除息肉后经过病理检查，证实这些息肉正在癌变中！

这个结果把这位患者吓懵了，从此彻底改变了不良的生活习惯和饮食习惯，很少去饭店吃饭，经常在家以蔬菜为主，并且戒了酒瘾，定期体检，再加以中药调理脾胃，结果几年过去了，直肠再也没发生过癌变。

很多肝癌也是吃出来的。粮食发霉了，或者花生米发霉了，就不要再吃了，尽快扔掉。因为这些腐败发霉的食物里面，含有一种叫做黄曲霉毒素的致癌物，进入身体后会诱发肝癌。含有亚硝胺多的食物，如熏肉、烤肉、罐装食品等，也不要经常吃，否则也极易诱发肝癌。

• 致癌饮食16大黑名单

“红薯面红薯馍，离了红薯不能活”，相信上点年纪的朋友对这句话都不陌生。的确，在20世纪五六十年代的时候，我们主要以粗粮填饱肚子，红薯、玉米都是最经常吃的，白面馍却很稀罕。在烹调方式上，那时候主要以蒸、煮、熬为主，很少用油炸、煎炒的方法，但是别看伙食这么差，可癌症的发病率却很低。可是到了后来，生活水平提高了，大家的饮食结构也发生了巨大变化，细粮和肉类越吃越多，做饭也主要以煎炒烹炸为主，可结果癌症发病率一路飙升。

这就充分说明，饮食结构的变化对癌症发病率的影响非常大。

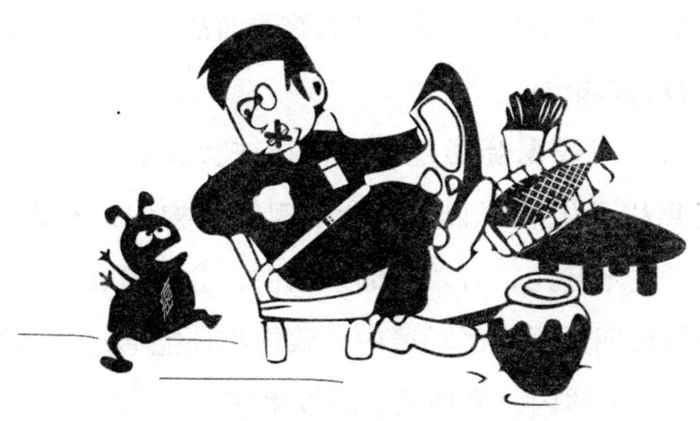

在我们身边，很多食物看似“美味”，其实却是致癌物，尤其是以下这些。

1. 油炸食品

食物经过高温油炸后，不仅所含的营养物质遭到了破坏，而且油炸过程中还会产生一种叫做丙烯酰胺的致癌物。另外，油经过反复使用后也会产生很多对人体有害的物质，并且具有一定的致癌性。

2. 腌制食品

食物在腌制过程中会添加很多盐，包括亚硝酸盐和硝酸盐等。而硝酸盐会因被微生物破坏还原成亚硝酸盐，并且随着腌制时间的增加，亚硝酸盐含量猛增。亚硝酸盐在人体内会转化为亚硝胺，这是一种致癌物，长期摄入容易引发癌症。

3. 烟熏食品

烟熏食品如熏鱼、熏肉、熏豆腐等，含有致癌物苯并芘，经常摄入容易患胃癌和食管癌。另外，这类食品在制作过程中产生的烟，里面除了含有碳粒外，还有氮氧化物、硫化物、氟化物、砷、多环芳烃等有害物质，会污染食物表面甚至渗透到食物中去。

4. 烧烤食品

肉类食物在高温烧烤过程中，往往会滴油，这叫做脂肪焦化。脂肪焦化产生的聚合反应会与肉类食物中的有毒蛋白质结合，从而产生苯并芘，有较强的致癌性，会附着在食物表面。此外，人如果长期处于烧烤环境中，致癌物还能通过呼吸道、消化道、皮肤等进入体内，增加癌症的发生率。

5. 生冷食物

生冷食物不含致癌物质，但是它对食管和胃的刺激比较大，如果经常吃这类食物容易伤胃，而胃反复受伤后就会变得很脆弱，从而增加胃癌的发生率。另外，生冷食物没有彻底消毒，也不易被消化，因此很容易导致肠道感染，这样无形中也为肠癌的发生埋下了隐患。

6. 鱼露

鱼露又叫鱼酱油，是广东、福建等地常见的调味品。鱼露经过较长时间的发酵霉变，会滋生白地霉、串珠镰孢霉、黄曲霉等多种真菌，含有大量的硝酸盐、亚硝酸盐等致癌物，容易诱发胃癌等消化道癌和鼻咽癌。

7. 香肠、火腿

香肠和火腿在制作的过程中，都需要加入硝酸盐，硝酸盐在一定条件下会形成有强致癌性的亚硝胺。

8. 加入增白剂的食物

市面上销售的很多馒头、包子、粉丝、银耳等都非常洁白诱人，实际上里面添加了增白剂。这种增白剂的主要成分是甲醛，是一种原生质毒物，进入人体后会让蛋白质凝固变性、细胞组织死亡，是一种潜在的致癌物。

9. 某些隔夜的饭菜

像隔夜的熟白菜、酸菜以及反复烧开的水，会产生亚硝酸盐，在人体内也会转化为致癌的亚硝胺。

10. 霉变的食物

发霉、变质的食物，不仅所含的营养遭到很大破坏，而且还会产生真菌毒素。如黄曲霉毒素，不但会损害肝脏功能，还有强烈的致癌、致畸、致突变的作用，诱发肝癌，同时还会诱发肾癌、骨癌、乳腺癌、卵巢癌等。

11. 高脂肪食物

适当摄入高脂肪食物对人体有益，但如果长期大量摄入，就适得其反了，特别是动物脂肪，会增加患肺癌、肾癌、乳腺癌、卵巢癌等癌症的风险。因此我们平时要少吃高脂肪食物，多吃素食。

12. 高盐食物

高盐食物我在第一章中讲过，摄取过量盐会破坏胃黏膜，诱发胃炎、胃溃疡，进而引发胃癌。

13. 农药残留超标的果蔬

像有机氯、有机磷、砷类杀虫剂等农药，和癌症关系密切，所以平时经常吃那些农药残留超标的水果、蔬菜也容易引发癌症。

14. 地沟油

地沟油经过多次加热和氧化后，不但营养消失殆尽，而且有害的反式脂肪酸、饱和脂肪会持续增加，所以经常食用不仅会诱发心脏病、高血压、高血脂、脂肪肝等疾病，而且还会增加多种癌症的风险。

15. 被卫生球污染的食物

如果你不小心把食物与卫生球（樟脑丸）存放在了一起，那么最好把这些食物扔掉。因为卫生球中含有多环芳烃、苯并芘致癌物，进入人体后容易诱发胃癌或肺癌。

16. 报纸包的食物

报纸上的油墨来源于颜料，颜料中含有多种吸附力很强的有毒重金属元素，如铅、铬、汞等，还含有致癌物多氯联苯。当食物包裹在报纸里时，油墨中的这些有毒物质会污染食物表面，进入人体后极易诱发中毒症状甚至癌变。

警惕！这些最易致癌的饮食习惯

饮食习惯对健康的影响非常大。明代大医学家李时珍云：饮食者，人之命脉也！良好的饮食习惯，即便是一粥一茶一汤，都有讲究，同时也能促进身体健康。反之，饮食习惯不良，就有损健康，甚至会诱发癌症。

生活中都有哪些常见的不良饮食习惯呢？主要有以下几个方面，大家要引以为戒。

不良饮食习惯一：喜欢吃过烫的食物

临床上发现，很多消化系统癌症患者，尤其是食管癌和胃癌患者，平时都有吃烫嘴食物的习惯，每顿饭都恨不得刚出锅就吃下去。但是太烫的食物或饮料，容易损伤口腔、食管及胃黏膜，引起炎症和黏膜上皮增生，甚至黏膜溃疡，长期如此就很容易患咽癌、食管癌、胃癌及口腔癌。

不良饮食习惯二：狼吞虎咽地进食

现代人都很忙，很多人为了赶时间，吃饭狼吞虎咽，不加细嚼。食物在大颗粒的状态下进入胃，没有与消化液密切结合，会加重胃肠负担。而当食物到达小肠时，其消化颗粒还是比较大，消化酶的分泌速度赶不上食物行进速度，食物就会刺激消化道消化膜，容易引起炎症，从而诱发细胞癌变。

不良饮食习惯三：挑食偏食

《黄帝内经》曰："谷肉果菜，食养尽之""食饮有节，谨和五味。"什么意思呢？是说吃的东西要丰富多样，最好什么都吃一点，这样才能达到营养均衡。但是现实生活中不少人有挑食偏食的坏毛病，长期饮食单一，结果导致身体营养不足，机体各部分功能受影响。如免疫功能下降、胃肠道功能降低等，这样也会增加癌症的发生风险。

不良饮食习惯四：吃得过饱

我们一直提倡"吃饭要八分饱"，否则过饱会对身体有一定损害。对此，中医古籍《济生方》中就曾说过："过餐五味，鱼腥乳酪，强食生冷果菜停蓄胃脘……久则积结为癥瘕。"由此可见，饮食过量会损害肠胃功能，时间长了，就会增加癌症的发生率。临床上有很多胃癌患者都有饮食过饱的习惯，总认为吃到胃胀、胃撑才算好，结果先是伤了胃，后来发展为胃癌。

不良饮食习惯五：炒菜多放酱油

酱油中含有大量的酪氨酸成分，进入身体后，与氨基酸结合生成类黑素。类黑素进入身体后，经过紫外线照射，易生成黑色素，增加患皮肤癌的危险。

不良饮食习惯六：爱吃油条

很多人早上喜欢吃油条。殊不知，油条等油炸食品在制作过程中常常加入明矾，明矾中含有大量的铝，人体铝摄入量增加会损害神经系统。更有一些不良商贩为了使油条炸得胖乎乎的，会在面粉中加入膨松剂，这对吃的人来说损害更大，也容易诱发癌症。

不良饮食习惯七：爱吃颜色鲜艳的食物

像牛肉干、虾米、话梅、沙丁鱼罐头等颜色艳红的加工食物，其中很有可能加入了大量色素，而有些食物中食用色素不过关，长期大量食用，也容易增加患癌风险。

不良饮食习惯八：经常饥一顿饱一顿

不吃早餐是现代人的通病，而晚餐吃得过多也是现代人的通病。如此饥一顿饱一顿的不规律饮食，会诱发肥胖和癌症。所以中医学认为，按时吃饭有利于脾胃功能的正常运转，脾胃功能正常了，人体气血才能充足，五脏功能才正常，进而降低癌症的发生率。

不良饮食习惯九：经常用塑料餐盒加热饭菜

很多上班族习惯用塑料饭盒带饭到单位，然后使用微波炉加热。塑料饭盒的材质多是聚丙烯或聚乙烯，其能承受的最高温度为140℃，超过此温度就会分解产生致癌物。此外，塑料制品在加工过程中会加入塑化剂成分，这也是一种致癌成分，会损害肝脏、肾脏以及男性生殖系统。

• 饮食抗癌，并非神话

关于饮食抗癌，不少人都这样问我：吴教授，我也经常听说调节饮食对抗癌有帮助，但就是不明白其中的道理，您能详细讲一讲吗?

其实，饮食抗癌的秘密在于某些食物中含有天然的抗癌营养素。我们身体里的癌细胞，是正常细胞发生突变所致，导致细胞突变的因素有很多，而能够预防或减少正常细胞突变的措施也有很多。其中，某些食物中所含的天然抗氧化营养素，就好比一支抗癌奇兵，能有效阻止细胞突变，当然这个阻止不是直接的，而是间接的。另外，食物中这些抗癌营养素，还能提高人体免疫功能，构筑更坚固的防御屏障来抵抗癌细胞的侵袭，甚至能抑制癌细胞的转移。

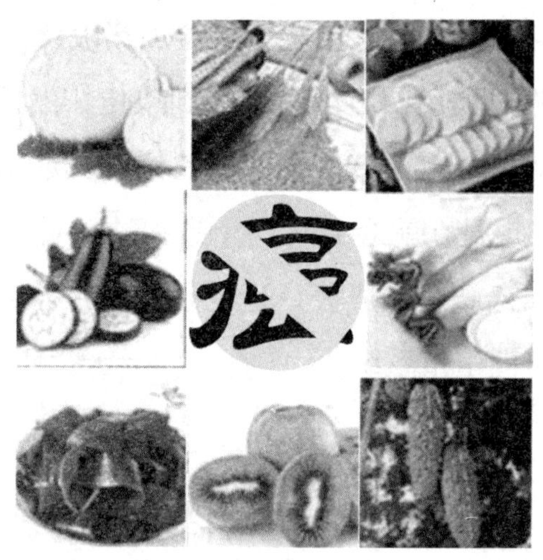

可能这样讲有些人还是不太理解，下面我就结合一些典型的抗癌营养素来说一说。

维生素A

大家对维生素A都比较熟悉，很多人也都知道它能防治眼病，如夜盲症、视力减退等，但其实它还具有防癌抗癌的作用。医学研究发现，在癌症复发的患者中，均与维生素缺乏有关。另外，维生素A及其衍生物，还具有将正在发生癌变的细胞恢复到正常细胞的特殊功效。因此对于那些有高度患癌风险的人群来说，及时补充足量的维生素A及其衍生物，对防治癌症非常有必要。

平时我们常吃的食物中哪些富含维生素A呢？主要有动物肝脏、鱼肝油、蛋黄、奶类等。胡萝卜、菠菜、油菜等富含类胡萝卜素，它们被人体吸收后，可在体内转变成有生理活性的维生素A。

维生素C

维生素C又叫抗坏血酸，对人体的作用有很多。在抗癌方面，维生素C不仅能巩固和加强机体的防御能力，使癌细胞丧失活力，还能预防消化道癌症，如食管癌、胃癌等。有研究表明，维生素C缺乏的人，患食管癌和胃癌的危险性分别增加2倍和3.5倍，并且容易感冒、皮肤出血、伤口不易愈合等。

富含维生素C的食物主要有西红柿、圆白菜、胡萝卜、菜花、菠菜、韭菜、白菜、豆芽、南瓜、辣椒、猕猴桃、大枣、山楂、橄榄等。

硒

硒是我们人体必需的微量元素，它能保护细胞膜的结构功能，有拮抗和减低汞、镉、铊、砷等元素毒性的作用。现代医学研究证实，硒具有促进正常细胞增殖和再生的功能，能提高机体免疫力，有相当强的抗癌作用。

因此，肿瘤患者在日常饮食中，不妨适量多吃些富含硒的食物。大豆中含硒最多，其次是大蒜、葱、洋葱、苹果等食物。用大豆加工的豆制品，如豆瓣酱、豆腐中的硒含量比大豆还多，因此美国人把大豆称为抗衰防老的特效食物。

铁

铁元素也是位抗癌高手，它与硒、碘、钼一起合称为“抗癌四大金刚”。研究表明，食管癌、胃癌及肝癌的发生均与铁的缺乏密切相关。所以，维持体内正常的铁含量，是预防细胞癌变的重要措施之一。

含铁相对较多的是蔬菜和水果。蔬菜中，荠菜、苜蓿、菠菜、芹菜、油菜、苋菜、鸡毛菜、萝卜缨、西红柿的铁含量最多；水果中，桃、杏、葡萄干、大枣、杨梅、李子、无花果、菠萝、橙子、橘子、柚子等含铁较多。此外，海带、紫菜、木耳、蘑菇等也含有一定量的铁。

除了以上几种营养素外，还有很多天然营养素也具有防癌抗癌的作用，如维生素E、维生素B_2、镁、碘、锌、钼等。那么去哪里找这些营养素呢？实际上它们就隐身在我们平时吃的各种食物中，只要我们均衡饮食，合理搭配食物，就完全可以从饮食中获取足够的抗癌营养素，从而使其发挥“饮食抗癌”的功效。

可能有人会问：我平时工作太忙，经常去外面吃饭，无法做到均衡饮食，那么是否可以通过补充营养素提取物如维生素A片，来代替食物中的营养素？

这样的做法不可取。因为营养素提取物不但不具有抗癌功效，如果吃过量了，反而会增加细胞代谢负担，诱发细胞癌变。所以，食物中的营养素是最健康的，并且通过饮食可以摄入各种身体所需的营养素，满足身体的多种生理需要，这是最科学的饮食原则。

02　常见食材，个个都是抗癌高手

• 全谷类：最廉价最有效的抗癌大药

现在生活条件好了，人们越来越喜欢吃口感好的白米、白面等精加工谷物做成的食物。但是，这些精加工的食物中很多营养素都被丢弃在米糠里了，可谓“去精取渣”。所以中医学上所说的糟粕的“粕”，是“白”和“米”的组合，好像是在告诉我们，精白米是渣滓，精华都在米糠中。

的确，全谷类食物营养丰富，有益健康，除了能预防心脏病、糖尿病、中风等疾病外，还能防癌抗癌。医学研究证实，世界上传统膳食以谷类为主的人群结肠癌的发生率比较低。动物实验表明，复合淀粉性膳食能降低结肠细胞增生的发生率，还能抑制隐窝细胞畸变灶和肿瘤形成。下面就为大家列举几种具有抗癌功效的全谷类食物。

红薯

红薯富含赖氨酸，而大米、面粉恰恰缺乏赖氨酸。赖氨酸可阻碍癌细胞摄取营养，从而抑制癌细胞繁殖。

从中医学的角度上说，红薯有清肠胃、排毒之功效。从现代营养学的角度上说，红薯里面富含膳食纤维，可促进胃肠蠕动，预防便秘，还能减少粪便在肠道里面停留的时间，减少致癌物质和肠黏膜接触，利于肠道毒素排出，减少致癌物形成。

有科学家对40多种蔬菜的抗癌成分进行分析和试验，结果表明，红薯中所含的营养成分对肿瘤的抑制作用最强，当仁不让地成了“冠军”。不仅如此，研究人员还发现，浓缩4倍的红薯汁，对癌细胞增殖的抑制作用比普通红薯汁强1/5，而且红薯制作淀粉后剩余的残渣里面，也能提炼出抑制癌细胞增殖的物质。

不过，红薯虽好，不能多吃，否则容易出现胃灼热、吐酸水、腹胀等现象，尤其是患有胃溃疡及胃酸过多者，更不宜过多食用，每周吃3～4次，每次吃一个就行了。

小米

中医学认为，小米入药能清热、滋阴、补脾肾和肠胃、利小便、治水泻等。小米和红糖放在一起熬粥，营养价值也很高，被誉为“代参粥”，很多产后妇女都用它来调养身体。

而小米的抗癌功效，主要是因为它里面富含锌元素。人体缺锌会增加癌症的发生率，乳腺癌、白血病患者血液里的锌含量一般都比较低。另外，小米中所含的锰元素也是维护性腺健康的微量元素，可有效预防前列腺癌、子宫癌、宫颈癌、乳腺癌等。而小米中的维生素B_1具有解毒作用，可有效避免癌细胞的形成，同时还能防止消化不良。

玉米

玉米富含多种维生素，特别是叶黄素，能预防皮肤癌、大肠癌、子宫癌、肺癌等。此外，玉米中的胡萝卜素含量也很高，是大豆的5倍，也有助于抑制致癌物。

玉米中所含的谷胱甘肽能让致癌物失去活性，并通过消化道排出体外。谷胱甘肽还是一种强抗氧化剂，能让加速老化的自由基失去作用，是人体最有效的抗癌物质。而玉米中丰富的赖氨酸不但能抑制、减轻药物毒性，还能抑制癌细胞生长。玉米麸中丰富的膳食纤维可刺激肠壁蠕动，加速粪便排泄，让粪便里面的致癌物和其他有毒物质及时排出体外，从而降低大肠癌的发生率。

荞麦

太平洋上有个叫做斐济的岛国，岛上的人从不患癌，是目前发现的世界上唯一的无癌国，被誉为“长寿国”。科学家经过研究后发现，斐济人不患癌的主要原因是其独特的饮食习惯：喜欢吃荞麦、杏仁和杏干。那么荞麦到底有何防癌抗癌的本领呢？

原来，荞麦富含B族维生素以及微量元素，均具有一定的抗癌作用。另外，荞麦中丰富的荞麦碱、芦丁、烟酸、亚油酸和膳食纤维等，这些都不是一般“细粮”所具备的。因此，荞麦对现代“文明病”，如癌症、高血压、高血脂、糖尿病等都有积极的防治作用。

• 豆类：癌细胞的天然“抑制剂”

民间有这样一句谚语“每日吃豆三钱，何需服药连年”，意思是经常吃点豆类食品，可有助于防病治病，益寿延年。中医学也认为“五谷宜为养，失豆则不良”，这些都充分表明豆类食物对人体的好处。

其实，豆类在防癌抗癌方面也是有功之臣，尤其以下几种豆类食品，这方面的功效最为显著。

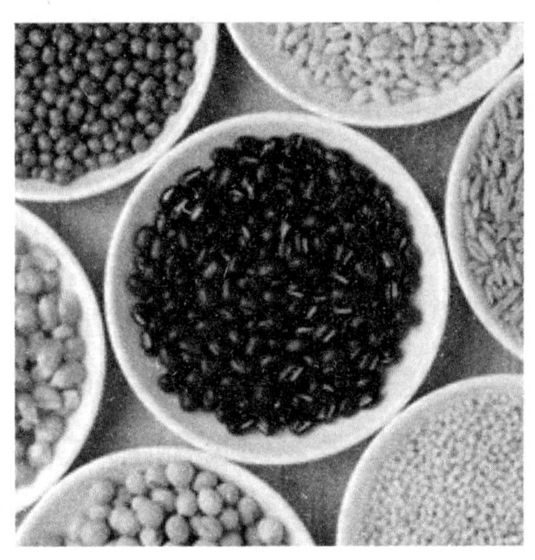

大豆

很多乳腺癌、卵巢癌患者问我：吴教授，我这个病能吃大豆吗？人家都说大豆里面含有异黄酮，有雌激素样作用，吃了不好……

不错，大豆富含异黄酮，异黄酮具有雌激素样作用，但它只是与体内雌激素有相似的结构，能够与雌激素受体结合，表现为“类雌激素”活性和抗雌激素活性。所以，大豆异黄酮又称植物雌激素，以区别于动物雌激素。也就是说，经常吃大豆，不但不会加重乳腺癌、卵巢癌患者的病情，反而有助于抗癌。

除了其中所含的异黄酮能抗癌外，大豆中的膳食纤维也是天然的癌细胞“抑制剂”，可通过诱导癌症患者的免疫系统活力，从而杀灭致癌物质。不仅如此，大豆中还含有硒元素，硒我们前面讲过，是一种强抗癌成分，能保护细胞膜，促进正常细胞增殖和再生的功能，提高机体免疫力，从而有助于防癌抗癌。有研究发现，在癌症发病率和死亡率较高的国家和地区，一定程度上与其食用的硒元素过低有关。

豆制品

豆制品包括发酵制品和非发酵制品。发酵制品如腐乳、豆豉、酱油等，非发酵制品包括豆腐、豆皮、豆浆、豆芽等，它们都有各自的营养价值。

豆制品含有多种抑癌物质及丰富的优质植物蛋白质，对胃有保护作用，能减少致癌物质与胃黏膜的接触。另外，豆制品脂肪少于肉类，但是纤维素比较多，而纤维可稀释致癌物，从而降低肠癌的发生率。

绿豆

绿豆能降火气、解毒，促进身体排毒和新陈代谢，经常在有毒的环境下工作或接触致癌物的人，可以经常吃绿豆，能清热解毒、预防癌症。

绿豆富含膳食纤维，能促进肠胃蠕动，维护胃肠正常运转，阻止肠壁吸收有毒物质，预防癌细胞的生成，进而预防癌症。绿豆所含的核酸，可抑制癌细胞生长，让癌细胞萎缩，之后排出体外，防止癌细胞危害身体健康。此外，绿豆还含有维生素B_{17}，有利尿的功效，能促进有毒物质随着尿液排出体外，抑制癌细胞的生长。

豌豆

豌豆富含维生素C，除了能抗坏血病外，还可阻断致癌物亚硝胺在体内生长，阻断外来致癌物的活化，解除外来致癌物的致癌毒性，提高机体免疫功能。另外，嫩豌豆中还含有能分解致癌物亚硝胺的酶，可分解亚硝胺，因此有防癌抗癌的作用。

• 水果：大自然赐予的“抗氧化剂”

吃水果对人体健康的好处，早在2000多年前的《黄帝内经》中就有体现，其曰：“五谷为养，五果为助，五畜为益，五菜为充。”这四句话是饮食养生的关键。而水果在防癌抗癌方面的功效，主要是通过它里面所含的某些成分来起作用的。

水果是人类营养的大宝库，不仅含有目前大家熟悉的人体所需的六大营养素（碳水化合物、脂肪、蛋白质、维生素、矿物质、水），而且还含有很多植物化学物质，如植物固醇、类胡萝卜素、皂苷、多酚、单萜类和植物雌激素等。这些物质虽然属于非营养素成分，但对健康却具有多方面好处，如抗癌、抗氧化、免疫调节、降低胆固醇等。而且，这些有益成分是动物性食物中不存在的。

苹果

俗话说“一日一苹果，医生远离我”。苹果对人体的好处多多。中医学认为苹果有生津止渴、润肺除烦、健脾益胃、润肠止泻、解暑、醒酒之功效。而现代医学认为，苹果中含有多种防癌抗癌成分，尤其是黄酮类物质、原花青素、果胶、锰等。

苹果中含有的黄酮类物质，是一种高效抗氧化剂，不但能有效清除血液垃圾，而且还能预防癌症。有研究发现，多吃苹果，可大大减少患肺癌的概率。苹果中所含的原花青素，也是一种天然强抗氧化剂，其抗氧化效果是维生素E的50倍，而且是水溶性物质，在体内更易被吸收、利用，能清除自由基，预防癌症，尤其是结肠癌。

而苹果中的果胶，有助于促进胆固醇代谢，并可促进胃肠蠕动，排出胃肠毒素，预防消化道癌症。苹果中还含有相对较高量的锰，可激活体内多种酶的活性，平衡内分泌，增强免疫力，有助于预防癌症，并且对肝癌有一定的辅助治疗作用。

草莓

草莓红红的颜色中含有花青素，有强抗氧化作用，能清除体内氧化自由基，预防细胞突变，在一定程度上预防癌症及心血管疾病。草莓还富含维生素C，可协同其他营养物质，如维生素E、维生素B等，增强免疫力，抑制癌细胞生长。

另外，草莓中含有鞣酸，能与生物碱、糖苷以及金属离子等结合生成沉淀，起到一定解毒作用，有利于预防癌症。同时，草莓中的果胶和膳食纤维，可促进胃肠蠕动，改善便秘，预防结直肠癌。

香蕉

香蕉也有防癌之功，并且越成熟的香蕉，抗癌功效越强。香蕉含有可以排解体内活性氧化物的物质，以及提高机体免疫力的化学物质。吃香蕉的时候，身体中的白细胞会受刺激，使得白细胞数量上升、活动加速，而熟透之后的香蕉能产生攻击异常细胞的活性物质TNF，可有效对抗肿瘤。

无花果

无花果可抑制癌细胞蛋白合成，让癌细胞因为缺乏营养而死，有显著的抗癌、防癌、提升机体免疫功能的作用。近年，日本专家从无花果中提取一种活性成分，能阻止癌细胞生长，治疗多种早、中期癌症。

研究证实，无花果没有成熟的果实和植物干的乳汁，都含有抗肿瘤成分。其未成熟果实的乳浆中含补骨脂素、佛柑内酯等活性成分，而其成熟果的果汁能提取出一种芳香物质，二者均有防癌抗癌、提升机体抗病能力之功效，能预防多种癌症，延缓移植性腺癌、淋巴肉瘤的发展，还能促进其退化，而且不会毒害正常细胞。

当然，除了以上几种水果外，还有很多水果如石榴、柑橘、大枣、葡萄、橙子、柠檬等也都具有一定的防癌抗癌作用。

• 蔬菜：增加抗癌因子

蔬菜是我们饮食中必不可少的组成部分，也是人体获取维生素、膳食纤维和矿物质的重要来源，同时也是防癌抗癌的一支“王牌军”。

蔬菜之所以具有较强的防癌抗癌的功效，主要是由于它们所含的各种成分决定的。如蔬菜中的膳食纤维，能降低肠癌的发生率；维生素尤其是β-胡萝卜素可维持上皮细胞的正常分化，对许多癌症患者有保护作用，尤其是肺癌患者，等等。下面就为大家列举几种最具有代表性的抗癌蔬菜。

大蒜

大蒜是公认的抗癌佳品。它富含有机锗，而有机锗化合物与一些抗癌药物同用，不但能抑制肿瘤局部生长，还能预防肿瘤转移；有机锗化合物可以修复受损的免疫系统，激活自然杀伤细胞与巨噬细胞，有助于控制癌症的发生。此外，有机锗化合物还能降低血液的黏稠度，进而减少癌细胞黏附、浸润、破坏血管壁的机会，对于阻止癌细胞的扩散有非常重要的意义。

除了锗外，大蒜还富含硒、磷、镁、钙、锌等矿物元素，同时含有17种氨基酸，这些都有助于防癌抗癌。鉴于大蒜抗癌的巨大功效，美国国家癌症研究所在“有可能预防癌症的重要食品”的金字塔结构图中，将大蒜放在顶端的位置，并且根据多年的调查得出结论：每周吃1次以上大蒜的人，患大肠癌的概率比不吃者降低50%!

菠菜

菠菜有“营养模范生”之称，富含维生素C、类胡萝卜素、维生素K、矿物质、辅酶Q10等多种营养素。这些营养素大多也属于抗氧化物质，有助于预防因自由基损伤细胞而导致的癌症。

菠菜富含的β-胡萝卜素，能在身体中转化成维生素A，防止体内器官氧化，进而预防乳腺癌、大肠癌、前列腺癌。菠菜丰富的叶酸，可以促进红细胞再生，对处于康复期的癌症患者来说能改善贫血。同时，叶酸还有利于大脑神经发育，进而抑制肺癌的发生。

菜花

菜花中含有吲哚，能消除苯并芘、亚硝胺和黄曲霉毒素的毒性，从而预防由这些致癌物诱发的癌症，同时它还可阻止活性雌激素对乳腺细胞的刺激作用，起到防癌抗癌的作用。

菜花中还富含一种能抑制致癌化合物的激活酶，对致癌化合物有解毒作用，可促使致癌化合物与内源性化合物结合，形成低毒并易于排泄的代谢物。萝卜硫素在菜花中含量也很高，是一种常见的抗氧化剂，是蔬菜中所发现的抗癌效果最好的植物活性物质，可以造成癌细胞的细胞凋亡和细胞阻滞，同时还可以诱导体内排出致癌物和自由基等有害成分，有效防止胃溃疡、萎缩性胃炎向胃癌转化。

西红柿

西红柿富含番茄红素。番茄红素是强抗氧化剂之一，具有特别强的清除自由基功效，可有效预防细胞老化，提高免疫力，减少细胞突变概率。西红柿中还含有大量的维生素C，维生素C也是防癌抗癌强抗氧化剂，能阻断致癌物亚硝胺的形成，有效预防癌症。除此之外，西红柿中还富含类黄酮，有降低毛细血管的通透性和防止其破裂的作用，还有预防血管硬化的特殊功效，可预防膀胱癌、宫颈癌、胰腺癌等疾病。

白萝卜

民间有谚语“冬吃萝卜夏吃姜，不劳医生开药方”“萝卜小人参”等，充分说明萝卜防病治病的巨大功效。《本草纲目》中称白萝卜为“蔬中最有利者”。而在防癌抗癌方面，现代医学研究认为，白萝卜含有的淀粉酶和芥子油成分，对人体消化功能大有裨益。其中的淀粉酶能分解致癌物亚硝胺，起到防癌作用。白萝卜还含有丰富的木质素和多糖类物质，这两种物质能加速肠蠕动，促进排便，分解致癌物亚硝胺等，提高巨噬细胞吞噬病菌和癌细胞的功能。

另外，医学研究还发现，萝卜中含有一种抗肿瘤抗病毒的活性物质，能刺激细胞产生干扰素，对食管癌、胃癌、鼻咽癌和宫颈癌等均有显著的抑制作用。

• 菌菇类：肿瘤恶化的“狙击手”

菌菇类食品对人体的保健功效比较大，尤其是菌类，中医学认为它既是食物，又是药物，并且真菌入药已有近两千年的历史。《神农本草经》是最早记载菌类入药的古籍，内载茯苓、灵芝、木耳、猪苓等菌类，由此可见菌类对人体的保健作用确实非同一般。

而菌菇类食物防癌抗癌的秘密在于含有丰富的酶及多糖等活性物质，参与人体多种代谢反应，并可提高巨噬细胞的吞噬能力及淋巴细胞、抗体、补体的水平，诱发干扰素的产生，从而达到防治癌症的目的。

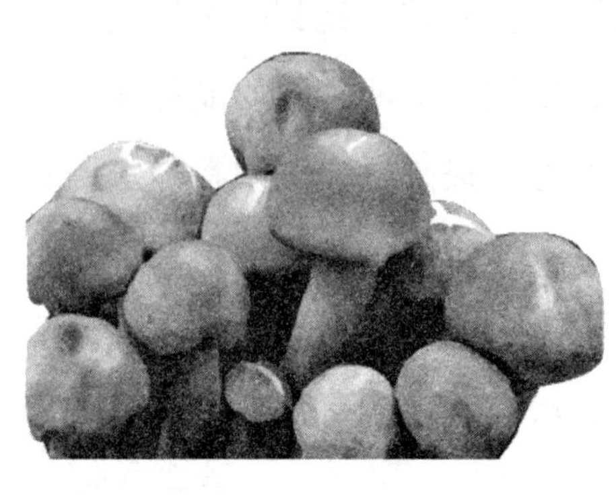

研究发现，从蘑菇、香菇、草菇、冬菇等食用菌中提取的多糖物质，如蘑菇多糖、香菇多糖，对肿瘤有很强的抑制作用，而且可通过增强人体的免疫功能来抑制肿瘤的发生。

蘑菇

蘑菇里面含有一种叫做裸头草碱的物质，能有效减轻癌症患者的焦虑情绪，而且服用裸头草碱没有副作用。

蘑菇对辅助治疗前列腺癌有一定的作用。医学研究表明，小剂量抗肿瘤药同蘑菇萃取液混合之后，在治疗前列腺癌方面比大剂量抗肿瘤药更有效，而且副作用比较小。由此可见，治疗癌症的时候如果能辅助蘑菇食疗法，能提高疗效，减轻毒副作用。

香菇

香菇所含的香菇多糖，虽然在人体内没有直接杀伤肿瘤细胞的作用，但可以通过增强机体的免疫功能而发挥抗肿瘤活性，从而抑制癌细胞的生长，对胃癌、食管癌、肺癌、宫颈癌有一定的疗效。香菇富含维生素B，能快速修复受伤的细胞，对保护胃肠黏膜有益；参与细胞的生长代谢，能强化肝功能，同时还是体内重要的氧化还原酶的辅基，有助于抗氧化。此外，香菇中含有的30多种酶，可直接参与影响细胞的代谢，强化免疫力，保护细胞。

猴头菇

猴头菇是我国传统的名贵菜肴，被誉为“山珍猴头、海味鱼翅”。猴头菇中所含的多糖体，能够活化免疫细胞，让免疫系统生产自然干扰素、白细胞介素等，可抑制肿瘤的生长。多糖体还有抗病毒的功效，癌症治疗期、恢复期适当食用，有助于身体健康。

猴头菇中还含有多肽类。多肽类是人体重要的生理调节物，可激活体内有关酶系，控制DNA转录或影响特异的蛋白质合成，能增强免疫力、新陈代谢，能抑制癌细胞中遗传物质的合成，从而预防消化道癌症和其他恶性肿瘤。

金针菇

金针菇是一种高蛋白、低糖类食品，有助于人体排出重金属离子和代谢过程中产生的毒素、废物，经常吃金针菇可以有效提升机体活力。金针菇中的多糖物质则可以提升机体免疫力、抗菌消炎、预防肿瘤等。

从金针菇中提取的朴菇素可以有效抑制肿瘤生长，有显著的抗癌之功。金针菇中的多糖体对肝癌和肺癌都有显著的抗癌作用。金针菇茎中含一种蛋白质，能刺激宫颈癌患者身体中的天然抗癌机制，让患者依靠自身免疫力对抗癌细胞。

黑木耳

黑木耳是防治消化道肿瘤的“利器”。因为它富含纤维素和植物胶原，这两种物质能够促进胃肠蠕动，促使肠道脂肪食物的排泄，从而防止肥胖和便秘；胃肠蠕动加强过程中，促进有毒物质被及时清除和排出，更起到预防直肠癌及其他消化系统癌症的作用。

除以上食物外，具有防癌抗癌功效的菌菇类还包括草菇、鲍鱼菇、银耳、灵芝等。

• 坚果类：响当当的抗癌奇兵

坚果是一种很健康的零食，如开心果、核桃、花生等，不仅美味可口，而且营养丰富，富含蛋白质、脂肪、矿物质和维生素，对人体生长发育、增强体质、预防疾病有很好的功效。尤其在防治癌症上，坚果的作用不可小觑。美国的一项研究发现，经常吃坚果的人，患肺癌及其他癌症的可能性大大降低。世界癌症研究基金会在给癌症患者推荐的饮食指南中，也把坚果作为重点推荐对象。由此可见，坚果防癌抗癌的功效确实非同凡响。

杏仁

前面我提过，号称“无癌之国”的斐济岛国居民爱吃杏仁，一日三餐必有杏仁、杏干伴食，可见杏仁确实具有防癌抗癌的巨大功效。杏仁的抗癌机制主要集中在以下几个方面。

首先，杏仁中富含苦杏仁苷。苦杏仁苷并不直接作用于癌细胞，而是通过改变其代谢过程，或增强白细胞能力，破坏癌细胞，在一定程度上诱导肿瘤细胞凋亡。此外，苦杏仁苷还可以改善晚期癌症患者症状，延长患者的生存期。

其次，杏仁中含有大量的硒元素和镁元素。其中，硒元素含量是普通坚果的3～5倍，硒是强抗氧化物，进入体内后可促进正常细胞增殖和再生的功能，提高机体免疫力。杏仁中所含的镁参与能量代谢，能激活和抑制细胞增殖及细胞分化，能参与维持基因组的稳定性，从而有助于抑制肿瘤。

但是杏仁因含有少量有毒物质氰化物，所以不可过多食用。

花生

花生是药食两用食物。中医学认为花生味甘性平，有扶正补虚、悦脾和胃、滋养调气、利水消肿、止血生乳之功效。《药性考》记载：“食用花生养胃醒脾，滑肠润燥。”现代医学研究发现，花生中含有的植物化学物质有很强的抗氧化性，能够预防癌症、糖尿病和心血管病等。但是我们在烹调花生时，尽量用水煮的方式，而不是油炸。因为对花生过度烹调，如炸、烤等，会破坏其中有益的成分，而水煮花生则保留了其中原有的植物活性物质，如植物固醇、皂角苷、白藜芦醇等，尤其是花生中所含的谷固醇，有预防大肠癌、前列腺癌、乳腺癌及心血管病的作用。

此外，不要吃霉变的花生。花生霉变往往是被黄曲霉毒素感染，黄曲霉毒素是强致癌物，且耐高温、不溶于水。

腰果

腰果富含维生素E和维生素A。维生素E是一种强抗氧化剂，能提高机体免疫力，延缓衰老，增强体质，预防癌症。而腰果中所含的维生素A，也是良好的抗氧化剂，可滋润皮肤，维持上皮细胞正常生长，阻止致癌物质损害上皮细胞，有助于防癌。

另外，腰果中还含有丰富的脂肪，其中多数为能降低胆固醇的不饱和脂肪。而腰果中丰富的蛋白酶抑制剂能阻碍肿瘤的发展，缩小肿瘤范围，抑制癌细胞转移，阻止恶性组织的扩大和癌细胞生长。

栗子

栗子被誉为“干果之王”，国外称之为“人参果”。中医学认为栗子具有补肾健脾、强身壮骨、益胃平肝之功效，所以又称栗子为“肾之果”。

现代医学研究发现，栗子不仅富含具有抗氧化、清除体内杂质的维生素C，而且含有大量的硒元素，硒元素也具有防癌抗癌的作用。而栗子中丰富的不饱和脂肪酸，则能降低胆固醇含量，维持动脉血管弹性，进而发挥出良好的抗氧化作用，保护细胞免受自由基破坏，抑制癌细胞的生长。

所以，经常吃栗子能增强机体免疫力，有效预防癌症。

当然，除了杏仁、花生、腰果和栗子外，具有抗癌功效的干果类食物还包括瓜子、菱角、芝麻、榛子、松子、核桃、巴西坚果等。

• 河鱼及海产品：水世界奉献的抗癌“大礼包”

很多爱吃海鲜的癌症患者都问我：吴教授，我听说得了癌症后最好不要吃海鲜，否则会加重病情，这到底是真的假的？

这种说法没有科学依据。海产品以及河鱼，是人类天然的营养仓库，大多富含蛋白质、氨基酸、矿物质、微量元素等，这些营养素能弥补癌症治疗中身体的过分消耗，提高机体的免疫功能和抗病能力。所以，适量食用河鱼及海产品，不仅不会引发或加重癌症，相反地对预防和治疗癌症大有好处。

鲫鱼

鲫鱼营养价值很高，富含蛋白质、钙、磷和铁等矿物质。而对于癌症患者来说，鲫鱼主要有两大功效：一是补虚。很多癌症患者身体虚弱，想补蛋白质，但又怕不适合自己的身体，因此对不少动物类食品视如毒蝎，而鲫鱼汤是个不错的选择，其中所含的蛋白质能很好地解决身体虚弱的问题。二是利水。鲫鱼的利水功效突出，临床上部分有胸腔积液和腹水的患者，可通过喝鲫鱼汤来改善身体状况。

黄鱼

黄鱼也富含蛋白质、微量元素和维生素，对人体有很好的补益作用。黄鱼中的微量元素硒，能清除人体代谢产生的自由基，对防治各种癌症都有一定的效果。黄鱼的烹饪方式有很多，如雪菜黄鱼汤、枸杞黄鱼汤等，非常适合肿瘤手术或化疗、放疗期间胃口不佳的患者。

带鱼

中医学认为带鱼味甘性平，具有和中开胃、暖胃补虚等作用。现代医学研究发现，带鱼的鱼鳞中含有抗癌成分，能有效治疗急性白血病及其他癌症，并且这种抗癌成分与其他抗癌药物配伍，还可以治疗胃癌、淋巴肿瘤、绒毛膜上皮癌等肿瘤。同时，带鱼还含有丰富的维生素A，是一种重要的防癌因子。所以我们在吃带鱼时，最好不要刮掉它身上银白色的“鱼鳞”，且以清蒸、红烧为主，能最大限度保留其抗癌成分。

文蛤

文蛤是贝壳类的珍品，味道鲜美。传说清朝乾隆皇帝下江南时在苏州吃了文蛤后，拍案叫绝，御封它为“天下第一鲜”。

文蛤具有很高的食疗药用价值。它含有一种叫做蛤素的糖蛋白，能刺激机体对肿瘤产生免疫功能。文蛤的提取液，对染有白血病病毒的动物有延长生存期的作用，对腹水型肝癌及肝癌实体瘤的抑制率可达50%。鉴于文蛤抗癌的巨大功效，目前有的国家已经利用它制成抗肿瘤药，来治疗肝癌和甲状腺癌。

海带

中医学认为海带性寒，味咸，有软坚化痰、利水泄热的作用，可用于治疗瘿瘤、结核、水肿和脚气等疾病。而现代医学认为，海带含碘丰富，碘是甲状腺素的重要组成部分，所以缺碘就容易引起甲状腺功能减退，进而易发生甲状腺癌。同时，缺碘也是乳腺癌的诱因之一。研究发现，日本妇女乳腺癌发病较底，可能就与经常摄入海带等藻类食物有关。所以，经常吃海带，可有效预防乳腺癌、肺癌、食管癌和胃癌。

海参

研究表明，海参有一定的抗癌功效，它分泌的海参素对小白鼠肉瘤有抑制作用，可延长小白鼠的存活期。美国研究者从海参中萃取出一种化合物，能有效阻碍人类某些癌细胞的生长。另外，海参含有一种叫做黏多糖的物质，经试验能抑制癌细胞的生长和转移，所以海参也是抗癌的海上珍品。

除以上列举的几种外，金枪鱼、三文鱼、沙丁鱼、鲈鱼、鳗鱼、虾、鱼鳔、海藻等鱼类及海产品，也都有一定的防癌抗癌作用。所以只要你对海鲜不过敏，平时适量进食对人体健康好处多多。

• 茶：抗癌的最佳饮料

我国是茶的故乡，也是茶文化的发源地。中国茶的发现和利用，已有4000多年的历史。而茶最早的功用就是药用，《神

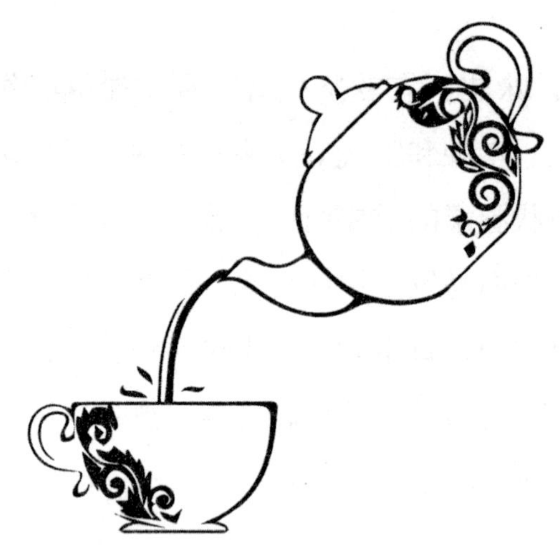

农本草经》曰："神农尝百草，日遇七十二毒，得荼而解之。"这里的"荼"就是"茶"的古字。

明代大医学家李时珍在《本草纲目》中写道："茶体轻浮，采摘之时，芽蘖初萌，正得春升之气。味虽苦而气则薄，乃阴中之阳，可升可降。"这些描述充分说明了茶对多种疾病都有一定的防治作用。

那么对于癌症，茶又有怎样的防癌抗癌功效呢?

其实，茶的抗癌功效主要得益于它所含的茶多酚。茶多酚是以儿茶素为主体的多酚类化合物，可减弱自由基对DNA的损伤，终止连锁反应，从而防止DNA损伤及细胞癌变；有效阻断亚硝胺类在体内形成，以抑制亚硝基化合物的合成；提高机体免疫力；甚至可直接抑制癌细胞生长，杀死癌细胞。

在各种茶中，绿茶的抗癌功效最显著。绿茶由于未经发酵，保留了茶叶的天然物质，富含茶多酚、儿茶素、叶绿素、咖啡因、氨基酸、维生素等营养成分。这些天然营养成分有防衰老、防癌、抗癌、杀菌、消炎等功效。有研究发现，绿茶被人体消化后所含的化合物茶多酚，会被分解生成一种新的混合化合物，可有效保护细胞免受毒素破坏，进而降低阿尔茨海默病的发生率，同时还可延缓肿瘤细胞生长。

不过，饮茶需要注意方法，否则不但不能发挥其防癌抗癌的保健功效，反而会给健康带来一定损害。

◆不宜空腹饮茶。茶叶里含有大量的碱性物质，空腹饮茶会对胃肠产生刺激，同时还会冲淡消化液，影响消化。另外，空腹饮茶时，茶叶里某些物质尤其是咖啡碱容易被过量吸收，使人产生心慌、尿频、手脚无力等不良反应。

◆不宜饭后马上饮茶。茶叶中富含单宁酸，如果一吃完饭就饮茶，单宁酸容易与食物中的蛋白质、铁质发生凝结。这样就降低了身体对蛋白质和铁质的吸收率，从而影响器官的多种生理功能，还容易导致缺铁性贫血。

◆不宜大量饮浓茶。一次性饮用过量的浓茶，会使心跳加快、血压升高，引起失眠等。建议每日饮茶量控制在12～15克，分3～4次冲泡为宜。

◆应根据体质饮茶。如温热体质者，宜饮用绿茶；寒凉体质者宜饮用红茶；患有肥胖病、高血脂的人群，则宜选用乌龙茶等。

◆应根据季节饮茶。一般来说，春夏季宜多饮绿茶等偏寒性的茶；秋冬季节宜多饮红茶、乌龙茶等偏温性的茶。

◆多喝天然茶，少喝茶饮料。目前市面上出售的茶饮料有很多种，但是它们均代替不了天然茶。既然是饮料，制作过程中难免会添加各种甜味剂、色素、防腐剂等，这样的茶肯定没有天然茶保健效果好。

• 调味品：姜葱全身都是药

俗话说“开门七件事，柴米油盐酱醋茶”。食盐、酱油、醋、生姜、大葱、花椒等，是厨房里常用的调味品，但是你知道吗，这些调味品除了能帮助我们烹调美味菜肴外，还具有一定的保健功效，有的甚至能防癌抗癌。

例如：古人早就认识到了姜的药用价值。相传孔子就比较喜欢吃姜，故《论语》中有孔子“每食不撤姜”的记载。北宋王安石更是把姜的药用价值夸到极致，说它能“疆御百邪”，意思是可以抵御所有外感疾病。由此可见姜确实有非同一般的药用保健价值。

在抗癌方面，现代医学研究认为，姜富含姜辣素，姜辣素进入体内，能产生一种抗氧化本酶，可抗自由基，有助于保持细胞活力。除此之外，姜还含有多种活性物质，如姜烯、姜酮，可刺激胃黏膜，增强肠壁蠕动，振奋胃肠功能，达到健胃清肠的功效，有助于预防消化道癌症。

怎样吃姜才能达到防癌抗癌的效果呢？这里面也有一些讲究。

◆生吃。把生姜放到嘴里嚼，吞姜汁。或者将姜切成细丝含咽，能增加肠的蠕动，有助于暖胃，保护胃黏膜细胞，此方法特别适合脾胃虚寒者。

◆把姜煮汤代茶喝。这样可减少姜对胃肠的刺激性，保护胃肠黏膜。

◆把姜挤汁与鲜竹沥同饮。此方法适合肺癌患者，可有助于止咳祛痰。

◆喝姜汁。食管癌患者常常因食管堵塞而导致口中痰涎增多，把姜榨汁直接喝可缓解这种情况。

◆干姜与乌梅一同煎汤加白糖饮。此方法适合手术后常发生腹泻的胃癌患者，有助于止泻。

再来看葱。

葱可不只是简单的调味品，还是中药中的名角，历代医家都认为它浑身是宝，葱叶、葱白、葱汁、葱根须甚至葱花，都可药用。中医学认为，葱性味辛平、甘温，具有祛风解表、通阳发汗、解毒消肿等作用。

而葱的抗癌功效，体现在多方面：葱里面含有的果胶，可明显减少结肠癌的发生；葱内的蒜辣素可抑制癌细胞的生长；葱还含有微量元素硒，可降低胃液内的亚硝酸盐含量，对预防胃癌及多种癌症有一定作用。

值得注意的是，姜、葱等调味品虽然具有一定的防癌抗癌作用，但辛辣性食物毕竟有刺激性，所以要适量摄入，千万不要过多食用，以免引起不良反应。

03 放疗、化疗阶段，癌症患者怎么吃有讲究

• 手术之后，滥补是大忌

前段时间，有位患者家属向我咨询，说自己的父亲几个月前因肺癌动了手术，术后为了给老人家进补身体，她每日都要给父亲做各种好吃的，什么甲鱼汤、参汤、鱼汤等，应有尽有，一日要吃几种。可是事与愿违，大补了一段时间后，父亲不但身体状况没有好转，食欲反而变得越来越差。这到底是什么原因呢？

这位患者家属遇到的问题很有普遍性。

很多人都认为，癌症患者术后身体虚弱，理应大补，于是就给患者进食很多高热量、高蛋白、高维生素的食物，但是如此滥补，并不能真正促进患者消化吸收和组织修复。原因很简单，患者手术之后，身体的消化吸收能力变差了，此时吃太多的动物脂肪更不利于消化，所以应吃些容易消化的能量食品，如奶、蛋、肉汤、豆制品等，同时还需要适当增加维生素的补充量，弥补食

物中维生素的供给不足。

另外，为了促进伤口愈合和组织修复，癌症患者术后要注意适当吃些具有收敛作用的食物，如鸽肉、太子参等，可敛汗、促进伤口愈合。

下面就为大家推荐几道比较适合癌症患者术后的食疗方。

山药南瓜小米糊

原料：小米50克，南瓜80克，山药30克。

做法：将南瓜去除皮和瓤后，洗干净，然后切成片；用清水将小米浸泡约2小时后洗净捞出；山药去除皮后洗干净切成块。把上述材料一同放入豆浆机中，加入适量清水打成糊状煮熟即可。

功效：暖胃健脾。

香菇鸡肉饭

原料：香菇20克，鸡肉100克，粳米200克，食用油、葱、姜、盐各适量。

做法：先将香菇用清水泡开，之后去蒂切成片；鸡肉洗净后切成丝，用清水煮至七成熟。粳米洗净后连同香菇片和鸡肉丝一同放入锅中，加入适量清水以及少许食用油、姜和葱，煮熟，吃时加盐调味。

功效：去油腻、助消化。

西红柿花生大枣粥

原料：花生、大枣各30～50克，粳米100克，西红柿50克。

做法：将花生、大枣分别洗净后一同放入锅中，倒入适量清水煮熟，之后再加入淘洗干净的粳米熬成粥，吃前拌入适量洗净切碎的西红柿即可。

功效：大枣、西红柿中均富含维生素C，能提升人体的抗癌功效；西红柿中的番茄素也能抗癌。此粥适合胃癌、食管癌、肝癌等消化系统癌症术后的患者服用。

• 化疗前，补足气血最关键

经常有朋友问我："吴教授，大家都说化疗，那什么是化疗呀，效果好不好？"

化疗是化学治疗的简称，顾名思义，就是用化学药物来治疗癌症，是肿瘤患者治疗的重要途径，与手术、放疗合称癌症三大治疗手段。化疗效果好不好，除了其他因素外，还与患者的体质强弱和营养状况关系密切。如果患者在化疗前本来体质就不好，营养不良，那么化疗就难以达到理想效果。所以化疗之前的营养补充和体质提升是非常重要的。

如何在化疗之前做好营养补充的功课呢？

最重要的是要补足气血。《内经》曰："气血通畅，则百病不生；气血不畅，则疾患自现。"气血是各脏器的"美食"，气血充足，身体脏腑功能才能正常，这样身体素质自然就提升了。从营养学的角度分析，补益气血需要适当多吃富含蛋白质的食物，同时增加健脾补肾食物的摄入。这样的食物主要有大米、小米、玉米、薏苡仁、燕麦、山药、莲子、山楂、黄豆、红薯、圆白菜、南瓜、胡萝卜、菌菇、牛奶、瘦肉，以及各种鱼类，可搭配人参、玉竹、白术等中药。不宜吃的食物有绿豆、苦瓜、柿子、荸荠，以及烟熏、过咸、过辣、生冷和刺激性食物等。

接下来就为癌症患者推荐几款适合化疗之前补益气血的药膳。

山药红枣粥

原料：山药1根，大枣、冰糖各50克，珍珠米200克。

做法：山药洗净后切成小段，珍珠米和大枣淘洗干净后备用。锅内加入适量清水大火烧开，先放入珍珠米，待水再次烧开后放入山药、红枣和冰糖。等锅里的食物沸腾后，再小火煮40分钟即可。

功效：补气养血，健脾益胃，补中益气。

人参莲耳汤

原料：人参5～10克，莲子（去心）10枚，大枣3枚，冰糖20克，水发银耳15克。

做法：莲子、大枣洗净后和水发银耳以及冰糖一起放入锅内，加入适量清水，大火煮约1小时，之后用沸汤冲人参喝。

功效：益气补血，生津宁神。适合肿瘤恶病质、贫血、食少、倦怠的患者食用。

金沙玉米粥

原料：玉米粒80克，糯米、红糖各40克。

做法：将玉米粒和糯米混合在一起，用清水浸泡2小时，之后将其放入锅中，加入适量清水煮粥，粥熟后加入红糖继续煮几分钟即可。每日晚饭时食用此粥。

功效：由于玉米、糯米和红糖中均含有抗氧化剂等对人体有益的成分，所以此粥具有补气养血、强身健体的功效。

• 化疗中，“对症选食”很重要

有人把化疗比作“鬼门关”，这话并不夸张。对于癌症患者来说，化疗是首选治疗方案之一，但同时它也会导致气血亏虚、脏腑功能失调，进而诱发一系列毒副作用，如食欲下降、恶心、呕吐、腹胀、腹痛、腹泻或便秘等。

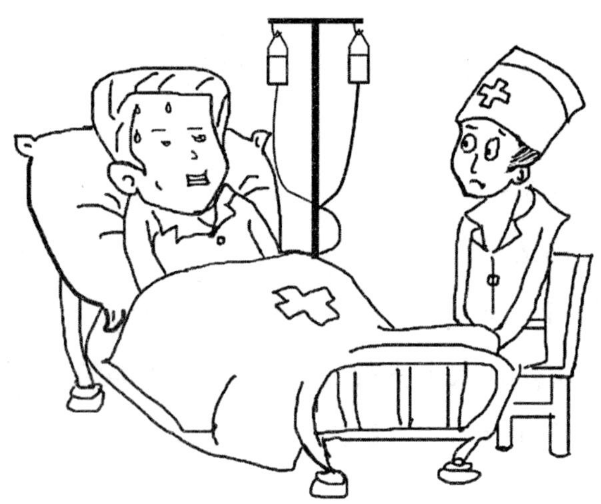

所以，在化疗期间，癌症患者要根据不同的反应症状，来调节饮食，这样才能尽量减少痛苦。

◆消化道反应症状，如恶心、呕吐等。有此种症状患者应多吃些易消化的食物，以流质或半流质食物为主，如面条、粥等。同时注意吃些有健脾开胃作用的食物，如陈皮、萝卜、山楂等。

不要吃生冷油腻之品，生鲜果蔬也不宜多吃，以免加重腹泻。肥腻食物不易消化，也要忌食。

◆心慌气短、头晕乏力等症状。有此种症状是因为患者在化疗中出现了白细胞和血小板降低，表现为气血不足。此时应多食富含铁的食物，如瘦肉、鱼、动物内脏等，同时配合药膳，如黄芪、当归、大枣、党参等。

◆口渴、发热、口腔炎症、大便干结、尿黄等上火症状。有此种症状的患者应多吃维生素含量丰富的蔬菜、水果，如海带、洋葱、苹果、橘子、香蕉、芦笋等，忌食辛辣和油腻的食物。

◆感冒、发热等身体免疫力下降的症状。有此种症状的患者应多吃蘑菇、木耳、香菇、猴头菇等有助于提升免疫力的食物。

以下几款药膳也适合癌症患者应对化疗中所出现的某些症状。

地瓜粥

原料：地瓜300克，粟米150克。

做法：先将地瓜洗干净后蒸熟，去皮后切成小块，备用。将粟米洗净后放入锅中加入适量清水，大火煮沸后，改用小火继续煮，等粟米即将熟烂时放入地瓜块，继续煮烂成粥即可。

功效：润肠通便，缓解便秘。

黄豆骨头汤

原料：黄豆100克，肉骨头1根，姜2片，盐和黄酒各少许。

做法：事先将黄豆用清水泡好备用；肉骨头洗净后焯水，盛出后放点黄酒去腥。锅内加适量清水，放入黄豆、肉骨头和姜，大火炖烂即可，吃时加盐调味。

功效：提升白细胞。

山药薏米粥

原料：山药200克，薏苡仁、糯米各50克，大枣20克。

做法：提前将薏苡仁浸泡一夜；山药去皮后洗净切块；大枣洗净后泡10分钟。之后将淘洗后的糯米、薏苡仁、大枣以及山药块一起放入高压锅中，加入适量清水，煮约20分钟即可。

功效：润肺清热，健脾益气。

• 化疗后，补足元气放首位

很多癌症患者都纷纷向我诉苦：吴教授，化疗后我觉得我身体不行了，很虚，整天没力气没精神，总想睡觉，吃饭也没胃口，心里很烦……这到底是怎么了，怎样来调理呢？

其实，这些症状都是化疗后元气大伤的结果。

中医学认为，元气是生命之本，是生命之源，元气充足则身体安康，元气受损则百病丛生，元气耗尽则濒临死亡。“气聚则生，气壮则康，气衰则弱，气散则亡。”所以元气是构成人体和维持生命活动的基本物质，补元气之不足，可防病治病。

而现代医学认为，元气就是每个人的生命力，是人体各脏器功能的综合指标。一个人元气足，其实就是各脏器功能正常，身体素质好。

那么对于化疗后的癌症患者来说，如何尽快恢复元气呢，相比于吃补药，食疗比较好。因为“是药三分毒”，吃一味药就给身体带来一分毒，搞不好吃到最后元气没补上去，身体反而被药给弄垮了。

所以，化疗后的癌症患者，应适当多吃一些高营养和补元气的食物，如黄芪、人参、党参、玉米、薏苡仁、紫米、黑豆、赤小豆、红薯、山药、芦笋、西红柿、菜花、芹菜、胡萝卜、香菇、木耳、银耳、瘦肉，以及各种鱼类。不宜吃腌制食物、烟熏食物、辛辣食物、生冷食物，以及油炸、高脂肪含量的食物等。

另外，有些补元气的食物是不能与其他食物一起吃的，否则会伤元气，比如羊肉不能和西瓜一起吃、鸡肉和芹菜不能同时吃等，这些细节也不能忽视。

下面就跟大家介绍几款适合化疗后癌症患者补元气的药膳。

洋参淮山炖乳鸽

原料：乳鸽1只，西洋参片15克，山药30克，大枣10克，生姜6片。

做法：先将乳鸽去除毛和内脏后，洗干净，切成小块；大枣去核洗净；山药洗净切块；生姜洗净。将以上全部原料放入锅中，加适量清水小火炖2小时后调味即可。

功效：补气养阴，清火生津。适合化疗之后气阴受损，乏力、食少、口干等患者食用。

淮龙炖鳖汤

原料：鳖1只，山药30克，龙眼肉20克，三七12克，生姜4片。

做法：先将鳖洗净后斩成块（带甲壳），再将龙眼肉、

三七、山药及姜片洗净。以上全部原料一同放入炖盅中，加适量清水，小火隔水炖约2小时后调味即可。

功效：健脾养血，祛瘀散结。适合化疗后气血虚弱者食用。

人参炖乌鸡

原料：乌骨鸡、母鸡各1只，人参100克，猪肘300克，葱段25克，姜片20克，胡椒粉、盐、味精、料酒各适量。

做法：将乌骨鸡去毛及内脏，洗净，将鸡腿别在肚腔内，沸水烫过。用温水将人参洗干净；猪肘刮洗干净；母鸡宰杀后洗净。将母鸡、猪肘、葱段、姜片，放入沙锅中，加入适量清水，大火煮沸后，撇去泡沫，改为小火慢炖。炖至母鸡和猪肘五成烂时，将乌骨鸡和人参加入同炖，用盐、料酒、味精、胡椒粉调好味，炖至鸡酥烂时即成。

功效：补元气，益精血，补虚。对化疗后身体虚弱者补益极大。

• 头颈部放疗，清淡饮食最合理

放疗是利用放射线来治疗某些疾病。对于肿瘤治疗来说，放疗对正常细胞和癌细胞都有杀伤作用，因此会引起一系列毒性反应，如口燥咽干、咳嗽少痰、味觉丧失等，并且这些毒性反应会因肿瘤部位、肿瘤大小、疗程长短而有所差别。如果我们根据放疗的不同阶段来调理饮食，就可以减轻放射线对身体的危害。

头颈部的肿瘤种类包括鼻咽癌、口腔癌、喉癌等，经过放疗后，基本上都会引起口腔黏膜和唾液腺损伤，导致唾液腺分泌量降低，口腔和咽喉处的结膜充血、水肿、疼痛，甚至发生溃疡，严重者还会表现出声音嘶哑、吞咽困难等。所以处在这个阶段的癌症患者，合理饮食非常重要，应尽量选择清淡的饮食，选择清凉甘润、生津养阴食品，主食以大米、小麦和大豆为主；肉食以猪肉、鸭肉、甲鱼、牡蛎、螃蟹、蛤蜊等为主；蔬菜最好选择应季的，如苦瓜、胡萝卜、大白菜、黄瓜、百合等；水果可以选择香蕉、荸荠、罗汉果、雪梨，不但能补充营养，还能养阴生津。

下面为头颈部放疗的癌症患者推荐几款药膳。

洋参牛乳粥

原料：西洋参2克，牛乳150毫升，大米50克，冰糖适量。

做法：先将西洋参研为细末备用。将大米淘洗干净后放入锅中，加入适量清水煮沸后，再放入西洋参和牛乳，煮至粥熟，待出锅时加入冰糖调味即可。

功效：益气养阴，生津止渴。

玉竹人参鸡

原料：鸡腿1只，玉竹8克，人参片4克。

做法：将鸡腿洗净后切成大块，连同洗净后的玉竹以及人参片一同放入锅中，加入适量清水和调料，并用保鲜膜覆盖锅口，隔水蒸约半小时，等鸡肉熟透即可。

功效：补中益气，养阴生津。适合放疗后体质虚弱、气短、口干者。

燕窝雪耳蜜

原料：燕窝10克，雪耳15克。

做法：将燕窝和雪耳分别用清水浸泡，之后清水洗净，一同放入锅中，加入适量清水，小火煮至燕窝与雪耳消失不见，加入适量蜜糖，温服。

功效：益气补中，滋阴润燥。适用于放疗后出现阴虚血热、口干烦渴者。

薏苡百合荸荠煲

原料：薏苡仁、百合各30克，荸荠250克。

做法：先将薏苡仁和百合分别洗净后，用温水浸泡；荸荠去皮洗净后，从中间一切两半。将以上三种原料一同放入锅中，加入适量清水大火烧沸后，改为小火炖煮45分钟。

功效：健脾、养阴、清热。适用于头颈部放疗后的癌症患者。

• 胸部放疗，三款药膳缓病情

发病部位在胸部的肿瘤种类包括肺癌、食管癌、乳腺癌等，接受放疗期间或放疗后，经常会伴随放射性食管炎、放射性肺炎。

放射性食管炎非常普遍。临床上约有50%以上的癌症患者在接受放疗后，会出现放射性食管炎症状，所以饮食上有些小细节需要注意。

◆放疗的第1～第2周，由于食管黏膜水肿，会出现暂时性的吞咽困难加重，此时饮食以流质食物为主。

◆放疗的第3～第4周，因放射性食管炎而出现吞咽困难和进食疼痛，可在医生指导下，使患者进食前30分钟使用止痛药，以免影响患者的进食。

◆胸部放疗期间，宜保证患者进食高维生素、高蛋白、高热量、低脂肪等清淡的半流质或流质饮食，如蔬菜粥、鱼肉粥等。

◆每次进食宜定时定量，不宜过饱。

◆食物温度宜在35℃～40℃，温度过高或过低都会刺激食管黏膜，使其受到伤害，或使放疗后初愈的黏膜再受损伤。

◆忌烟酒、咖啡、巧克力以及辛辣的刺激性食物。

◆忌粗纤维、硬、煎、炸及腥、油腻的食物。

此外，患者还应每天多饮温开水，最好保证每日饮水总量在2500～3000毫升，增加尿量，以利于放疗坏死的肿瘤细胞和代谢产物所释放的毒素排出。

下面三款药膳可帮助胸部放疗后的癌症患者，缓解病情。

甲鱼粥

原料：甲鱼1只，糯米100克，肉汤1000毫升，盐、料酒、葱、姜各少许。

做法：将甲鱼洗净后剁成块，开水焯后，刮掉黑皮，放入锅中炒至无血时，加入葱、姜、料酒和肉汤后大火烧沸，转为小火炖至甲鱼肉烂，最后放入洗净的糯米熬煮成粥，加入少许盐即可。

功效：清热解毒，滋阴补肾。适合体虚的癌症放疗患者食用。

西洋参炖瘦肉

原料：西洋参5克，瘦肉150克，姜1片，盐少许。

做法：将西洋参洗净备用。瘦肉洗净后剁碎，连同西洋参、姜片一起放入锅中，加适量清水，隔水炖约2小时，最后加盐调味即可。

功效：补气养阴，清热生津，抗疲劳。适合放、化疗后的癌症患者，但西洋参药性偏凉，不适合脾胃虚寒且常伴有腹痛、腹泻的人食用。

蒲公英粥

原料：鲜蒲公英90克（干品45克），粳米100克。

做法：蒲公英洗净后切成碎片，放入锅中加水煎煮，去渣取汁后，与洗净后的粳米一起放入锅中加入适量清水。大火煮沸后，改为小火熬煮成粥即可。

功效：清热化痰，消炎解毒。

• 腹部放疗，这样饮食不腹痛

发病部位在盆腔的肿瘤包括宫颈癌、卵巢癌、直肠癌等，接受放射治疗的时候，放射线经常会损伤结肠、直肠黏膜，诱发肠壁黏膜充血水肿、炎性细胞浸润、黏膜溃疡等，患者表现出的症状为放射性肠炎。

放射性肠炎的早期症状多出现在放疗开始后一两周内，症状轻者会出现恶心、呕吐、腹泻等症，肠镜检查可见肠黏膜水肿、充血。少数见便秘症状。

腹部放疗出现放射性肠炎后，如何进行饮食护理呢？

首先，腹泻者可根据腹泻的次数和大便的性质调整饮食，如减少富含膳食纤维食物的摄入。其次，避免吃易产气的食物，如红薯、豆类等，可适当食用具有止泻功效的食物，如米汤、山药汤、薏苡仁粥等。另外，便秘者应增加富含膳食纤维食物的摄入，如水果、蔬菜，可多食香蕉、蜂蜜、海带、核桃等润肠通便的食物。还可以在每日清晨空腹饮一杯淡盐水或白开水，有助于排便。

下面这几款药膳也很适合因腹部放疗而引起放射性肠炎的癌症患者。

大枣糯米粥

原料：山药400克，薏苡仁500克，荸荠粉100克，大枣50克，糯米250克，白糖25克。

做法：先将山药打成粉备用。将薏苡仁、糯米和大枣分别清洗干净，之后一同放入锅内，加适量清水煮粥，等煮至薏苡仁开花，糯米烂熟时，把山药粉加入其中，隔20分钟后再加入荸荠粉，搅拌均匀后即可关火，食用时加入白糖调味。

功效：健脾养胃，补中益气。此粥适合放射性肠炎腹泻癌症患者食用。

羊肉黄芪羹

原料：羊肉250克，黄芪、乌梅各15克，盐少许。

做法：先将羊肉洗净切成小块备用。将黄芪和乌梅一同放入锅内，加入适量清水，待浸透后煎煮约20分钟，去渣取汁后加入羊肉块和盐一起炖至肉烂。每日早、晚温热食肉喝汤。

功效：健脾温肾，固肠止泻。对于直肠癌、宫颈癌、卵巢癌患者放疗后久泻不止有良效。

小米面茶

原料：小米面500克，芝麻酱45克，芝麻盐3克，香油、盐、碱面、姜粉各适量。

做法：先将小米面用清水调成稀糊状备用。锅内加入适量清水，放入姜粉，大火烧开后将小米面糊倒入锅中，放少许碱面，稍微搅拌，煮至沸腾后，盛出。将芝麻酱和香油调匀后，淋入碗内，再撒上芝麻盐即可食用。

功效：润肠通便，补肺益气。此药膳适合腹部放疗后引起便秘的患者食用。

04　一学就会，不同类型患者的抗癌食谱

• 脑瘤，食疗调养，抗癌健脑

大脑是我们身体至关重要的器官，明代医学家李时珍在《本草纲目》中曰“脑为元神之府”，首次将脑对人身的重要性写进了医学文献。而脑部的疾病，尤其是脑瘤，相比于其他疾病，更让人恐惧。也正因为这个原因，很多人觉得，得了脑瘤，就相当于接到了死亡通知书，没救了。

去年我就遇到这样一位患者，做了造影检查后，显示脑部有病变。这位患者结结巴巴地问我是不是脑瘤，我说有可能是，但还需要进一步检查……岂料，我话还没说完，他脸色就煞白了，身体摇摇晃晃几乎要晕倒，而随同前来的家属一听“脑瘤”两字，也马上忍不住放声大哭起来，那情形真的让人感到很悲怆。

其实，脑瘤并不像大家想的那么可怕。现代医学越来越发达，有些脑瘤是完全可以治愈的，即便是不能治愈的恶性脑肿

瘤，只要患者积极配合治疗，就能提高生存年限。

当然，除了其他治疗手段外，脑瘤患者还要注意饮食方面的调理，这样可补充身体营养，对病情的恢复也有一定的作用。例如日常饮食中要适当多吃一些可以保护大脑的食物，如牡蛎、鸡蛋、坚果、燕麦、深海鱼等。也可以适当吃些保护颅腔的食物，如鸭肉、紫菜、赤小豆等，这些食物可补充脑瘤患者的营养，同时也能抑制肿瘤的生长。

脑瘤患者发病后，往往要采取化疗的方法来治疗，这就需要服用一些能减少化疗副作用的食物，如杏仁、银耳、香菇等。此外，脑瘤患者日常饮食中要忌食燥热属性的食物，如辣椒、胡椒、花椒以及人参等，以免加重病情。

接下来为脑瘤患者推荐几款有助于缓解症状的药膳。

笋菇肉丝

原料：芦笋、瘦猪肉各100克，香菇50克，鸡蛋1个，葱、姜、油、盐、淀粉、味精、麻油各适量。

做法：先将香菇清水泡发后切成丝备用。将芦笋和瘦猪肉分别洗净切成丝，猪肉丝放入打碎的鸡蛋中搅拌均匀，过油后捞出，锅内所剩余油加入葱、姜略炒，再放入芦笋丝、香菇丝、肉丝、盐和味精翻炒，水淀粉勾芡，淋麻油出锅即可。

功效：抑制脑肿瘤细胞生长，刺激机体免疫功能，增强脑细胞免疫力。对于其他癌症患者，也可选用。

参须肉汤

原料：黄芪、党参、枸杞子各10克，山药50克，排骨250

克，清水适量。

做法：黄芪和党参装入布袋，扎口后和排骨、山药、枸杞子一起放入锅中，加适量水，先大火后小火炖煮至熟，捞出布袋后即可。饮汤食肉，每次1小碗，每天1次。

功效：补血益气，化瘀安神。主要适用于脑瘤放、化疗后患者。

菊花清火粥

原料：白菊花10克，决明子20克，薏苡仁30克，粳米100克，冰糖少许。

做法：先将决明子炒至微香，取出冷却后，连同白菊花一起放入锅内，加入适量清水同煎，去渣取汁后，放入洗净的薏苡仁和粳米煮粥，快煮好时加入少许冰糖继续煮几分钟即可。

功效：清肝降火，养身通便。适用于脑瘤症见目涩、口干者。

• 鼻咽癌，养肺润肺，补足津液

鼻咽癌是一种鼻部恶性肿瘤，也是常见的恶性肿瘤之一，在广东一带的发病率非常高，因此又叫做“广东癌”。

中医学没有鼻咽癌一说，其临床表现归属于“鼻渊”“失荣”“真头痛”等范畴。《素问》曰：“鼻渊者，浊涕下不止也。传为衄蔑、瞑目。”中医学认为鼻咽癌的发生，与体内多种致病因素有关，尤其是先天禀赋不足，正气虚弱，或情志不遂，饮食不洁，脏腑功能失调，致邪毒乘虚而入，凝结成癌肿。

鼻咽癌患者由于放疗导致津液大量损失，会出现皮肤干燥、口鼻目干、大便秘结、内热明显之象。所以日常饮食上应以凉润的食物为主，忌食辛辣刺激性食物，要多吃蔬菜水果，如柿、甘蔗、香蕉、西瓜、猕猴桃、胡萝卜、冬瓜、百合以及新鲜果蔬汁液等。

中医学认为“肺开窍于鼻”，说明肺与鼻的关系密切。实际上很多鼻病确实源于肺，如肺虚津少，鼻窍失养，可致鼻病，所以鼻咽癌患者在饮食上还应多食养肺润肺之物，如银耳、白萝卜、梨、山药、百合、鸭肉等。

川贝炖雪梨

原料：川贝母6克，雪梨1个，冰糖适量。

做法：将雪梨洗净，去核，切块；川贝母磨碎。二者一同放入沙锅中，加入适量水，大火煮开，调入冰糖，小火炖煮40分钟。饮汤吃梨。

功效：养阴润中，清热化痰。适合鼻咽癌患者放疗期间饮用，可缓解咽干鼻燥症状。

冬瓜滋阴汤

原料：鸭肉100克，冬瓜200克，香菇20克，姜片、盐、油、鸡精各适量。

做法：将鸭肉切成片，香菇泡开后切成粗丝，冬瓜切成小块。油锅烧开，加适量水，倒入鸭肉，加姜片，煮30分钟，加入冬瓜、香菇丝继续煮至鸭肉熟烂，根据个人口味加入适量的盐、鸡精调味即可。也可用鸭肉与竹笋共炖食。

功效：鸭肉补虚劳、滋五脏之阴，冬瓜清热利水。所以此汤对于鼻咽癌症见有发热、体虚、食欲不振者尤其适用。

雪梨排骨汤

原料：排骨500克，雪梨300克，大枣100克，盐适量。

做法：排骨斩成小块，焯水后洗净，放入锅内。大枣洗净，雪梨（不去皮）去心切成大块后一起放入锅中，加入适量清水中，大火烧沸后改为小火继续煲约3小时，在此过程中要及时去除锅内浮末。饮用时加盐即可。

功效：润肺止咳，清热润肠。对于鼻咽癌治疗后咽喉肿痛、热盛者有一定的辅助治疗作用。

• 口腔癌，清热生津，大便畅通

口腔癌是头颈部较常见的恶性肿瘤之一，包括牙龈癌、舌癌、口咽癌、上颌窦癌等。

经常嚼槟榔或槟榔子的人容易患口腔癌。因为槟榔含有大量的槟榔素、生物碱，这些物质具有细胞毒性，当它们与口腔黏膜发生反应后，会使口腔黏膜纤维化，进而诱发口腔癌。

此外，经常吸烟、喝酒者罹患口腔癌的概率也比较高，因为大量烟草和高度烈酒进入口腔后会刺激口腔和嘴唇，如果不及时清洁，就会为细菌的残留留下可乘之机。

口腔癌患者接受治疗后，特别是放疗后，通常会出现口腔唾液腺分泌严重受限，口干、疼痛燥热，甚至口腔溃疡，部分患者进食受限，因此饮食上应以具有清热生津作用的汤、粥、羹等流质和半流质食物为主。另外还要注意保持口腔清洁卫生；多吃新鲜蔬果，保持大便通畅；食物不宜过烫；忌食辛辣、油煎、烤和炸的食物；忌烟酒。

下面这几款膳食食谱有助于口腔癌患者缓解症状。

清热祛火粥

原料：苦瓜50克，菊花20克，粳米100克，冰糖适量。

做法：先将苦瓜去瓤洗净后切成小块备用，粳米和菊花分别洗净后一同放入锅中，加入适量清水，大火煮沸后，放入苦瓜块和冰糖，改为小火熬煮至粳米开花即可。

功效：清热生津，清心明目，益气壮阳。适合口腔癌、鼻咽癌以及脑瘤放疗后出现热盛津伤者。

百合生津饮

原料：银耳、百合各100克，雪梨1个。

做法：银耳泡发后撕成小碎片，雪梨去除核后切成小块，二者同放锅中加入适量清水煮约半小时，再放入洗净的百合继续煮10分钟即可。

功效：滋阴润肺，生津补虚。尤其适合口腔癌和鼻咽癌放疗后出现阴伤咽燥、体质羸弱者食用。

藿香大米粥

原料：藿香15克，大米100克。

做法：将藿香洗净后放入锅中，倒入适量清水煎汁，过滤取汁；大米淘洗干净后放到清水中浸泡30分钟；将锅置于火上，放入大米，倒入适量清水，大火煮沸后转为小火熬煮至粥成，等粥熟时，放入藿香汁继续煮一会儿即可。

功效：藿香有祛暑解表、化湿和胃之功效，能去口臭。对口腔癌患者大有益处。

• 食管癌，加强营养，避免刺激

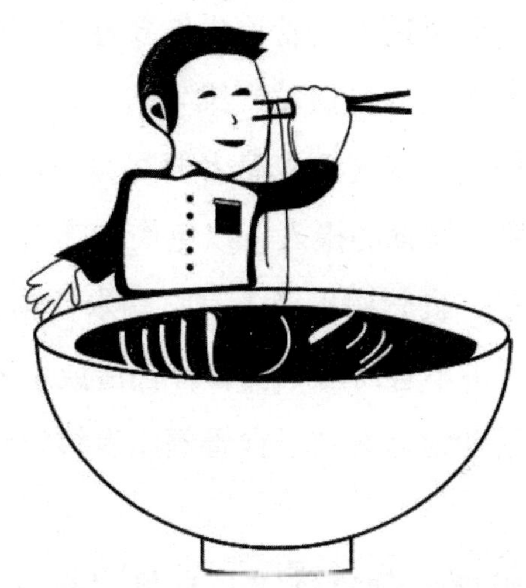

食管癌的发病率在我国非常高。为什么会得食管癌？我认为大多数都是“烫出来”的。因为在我所接触的食管癌患者中，平时喜欢吃火锅、喝热茶、喝热汤的占了绝大多数，而这些喜好热食的习惯，都会增加患食管癌的风险。

我们的口腔和食管有一个耐温限度，如果进食的食物比较烫，口腔黏膜就会受不了，会充血、增生甚至增厚。口腔黏膜增厚以后，对热刺激的反应就不像以前那样敏感了，会变得越来越迟钝，这样慢慢地就形成恶性循环。长期食用过烫的食物，口腔黏膜上皮就会在反复增生、修复的过程中逐渐发生恶变，最终引发食管癌。

所以，大家一定要改掉吃过烫食物的不良习惯，否则不但“心急吃不了热豆腐”，而且容易“心急烫出食管癌”来！

患了食管癌后，一般表现出的症状为下咽困难，最开始是咽干，之后是半流质食物吞咽困难，到最后甚至连水和唾液都咽不下去了。所以在发病早期，食管癌患者要注意积极加强营养，多吃新鲜果蔬，补充充足的蛋白质、维生素、糖、脂肪等，增强机体抗病能力。而做完手术之后，患者要尽量以流质和半流质的食物为主，避免刺激性饮食的摄入，以免伤口感染、损伤。

需要注意的是，食管癌患者不宜吃糯米食物。因为这类食物有黏性，进食过程中不容易滑下食管，会造成患者不适。

下面这几款膳食食谱有助于食管癌患者缓解病情。

韭菜牛奶

原料：韭菜500克，牛奶250克，白糖30克。

做法：韭菜洗净后，切成碎末，包在纱布里，挤出汁液，与牛奶混合均匀后，放入锅中，烧沸后加入适量白糖即可。

功效：养胃，消肿，止呕。适合食管癌患者食用，能治疗呕吐、恶心等症。

薏仁菱角瘦肉汤

原料：薏苡仁、菱角各12克，三七3克，瘦肉适量。

做法：将菱角去壳，三七捣碎，二者与瘦肉一同放入煲中，加水煲至沸腾后放入薏苡仁，继续煲至瘦肉熟烂，隔日食1次。

功效：本品富含蛋白质，又具有抗癌作用。适用于食管癌治疗期间作为辅助饮食。

乌鸡匀浆糊

原料：枸杞子20克，乌骨鸡100克，淀粉、生姜、盐、鸡精、味精各适量。

做法：将乌骨鸡洗净后，煮熟，去皮和骨头，再放入枸杞子与调料煮烂，加入适量淀粉，搅拌成薄糊状，再继续煮沸即可。

功效：补虚强身。适用于食管癌体质虚弱者。

• 肺癌，化痰止咳，防止感冒

肺癌有两个“最高”：发病率最高、致死率最高。对于肺癌的病因，大多数人都知道吸烟是罪魁祸首，烟草中含有多种致癌成分，会损伤肺部，诱发细胞癌变。另外，烟草中的尼古丁也会对化疗产生不利影响。也就是说，你得了肺癌后，如果还在吸烟，那么你的病就更难治。所以，尽早戒烟，不仅有利于预防肺癌，还有助于肺癌的治疗。

长期吸二手烟也容易导致肺癌，但这一点往往被很多人忽视。

去年我就遇到一位女性肺癌患者，一见面她就反复问我：吴教授，人家都说肺癌跟吸烟有关，可我这辈子连半根烟都没吸过，为什么还是得了肺癌？我问她之前是不是经常跟吸烟的人待在一起。她想了半天，说自己以前爱打麻将，几乎每日都要跟几个吸烟的雀友坐在一个小屋里搓麻将。

答案出来了。这位患者的肺癌很大程度上就是因为长期吸二手烟诱发的。二手烟中含有高达40余种致癌物，会对人体健康产生更大的危害，尤其对于女性和儿童，伤害更大。长期吸入二手烟的女性，不仅容易患肺癌，还很有可能导致不孕，孕妇甚至会发生流产、早产。儿童则容易出现哮喘、支气管炎、肺炎等症。

当然，除了吸烟外，炊烟和灰霾也会导致肺癌。炊烟在城市里见得不多，但灰霾天气比较常见。灰霾中的尘粒，与我们平时说的灰尘不一样，前者可进入肺泡，并容易与肺细胞产生炎症反应，长期吸入这样的尘粒，就容易导致肺癌。

那么，不幸患了肺癌后，除了常规的医学治疗外，我们在饮食上要注意哪些方面呢？

一般来说，肺癌患者经过手术、放疗、化疗治疗后，肺功能会减弱，经常会感到呼吸困难、干咳、痰中带血或咳泡沫痰等，所以此时应该多食化痰止咳的食物，如莲子、百合、松子、萝卜、枇杷、梨等。特别是在放疗后，患者津液大伤，所以应多吃消热润肺生津的食物，如冬瓜、茼蒿、莲子、鱼腥草、菊花脑、芦根等，以及富含维生素C的食物，如南瓜、西红柿、大枣、苹果、菠菜等。

另外，肺癌患者一定要注意防止感冒，否则会使呼吸系统受到感染，引发咳嗽，严重的话还会导致肺部感染而出现肺积水，那样的话就会加重病情，增加治疗难度。

接下来为肺癌患者推荐几款有助于缓解症状的药膳。

鱼腥草拌莴笋

原料：鱼腥草30克，莴笋100克，香油、葱、姜、蒜、盐等调料各适量。

做法：用清水将鱼腥草洗净后，切成段，放入开水中焯后捞出，加入盐搅拌备用。莴笋洗净切丝，盐腌后控干水分备用。将鱼腥草和莴笋丝放在碗中，加入葱、姜、蒜搅拌均匀，撒上香油即可食用。

功效：清热解毒，止咳化痰。此品对于肺癌症见肺热咳嗽、痰多黏稠者有较好的疗效。

补肺乌骨鸡

原料：乌骨鸡1只，白果10个，杏仁、橘皮各6克，核桃仁5个，盐、葱、姜各适量。

做法：将乌骨鸡去毛，内脏清洗后斩成小块，加入白果、杏仁、核桃仁、橘皮以及葱姜等调料，上笼蒸熟即可。

功效：补肺化痰，增强体质。此品适合肺癌咳嗽者食用。

猪肺炒凤梨

原料：猪肺半个，凤梨1个，淀粉、葱、盐各适量。

做法：猪肺和凤梨分别洗净后切成块。锅烧热后，放入适量油，将猪肺和凤梨一同放入锅内翻炒，待猪肺收缩后，淋一些水，用淀粉搅拌，撒上葱和盐后即可食用。晚餐长期坚持食用。

功效：润肺止咳，抗肿瘤。此品适合肺癌症见痰多或痰中泡沫黏液较多者食用。

• 乳腺癌，清淡低脂，防止复发

一提起乳腺癌，就不禁让人想起歌手姚贝娜，她2011年被确诊为乳腺癌，2015年病逝，年仅33岁，花样年华之际却英年早逝，实在令人痛惜。

乳腺癌的确已经成为危害女性身体健康的第一大常见恶性肿瘤，号称“红颜杀手”。中医学称乳腺癌为“乳岩”，认为其病因为情志内伤，肝失疏泄。元代名医朱丹溪云：“忧怒抑郁，朝夕积累，脾气消阻，肝气横逆，遂成隐核，如大棋子，不痛不痒，数十年后方疮陷，名曰乳岩。”

实际上，除了不良情绪外，现代女性高蛋白、高脂肪饮食，也是引发乳腺癌的主要原因之一。高蛋白、高脂肪食物可促进雌激素的合成，提高女性体内雌激素的活性，而雌激素活性越高，患乳腺癌的风险就越大。所以临床上那些容易患乳腺癌的女性，大多是月经来潮过早或绝经晚，或者晚婚晚育，或者生育后不哺乳。

所以，在预防和治疗乳腺癌上，我们要遵循“清淡低脂”的饮食规则，少吃高脂肪、高蛋白食物，如甲鱼、螃蟹等；忌服雌激素类补品，如蜂王浆、蜂乳和雪蛤等，可适当食用海鱼类、豆类及荠菜、大蒜、香菇、洋葱、番茄、南瓜等富含硒的食物。

另外，乳腺癌患者术后坚持全素食可大大减少复发的危险。

曾经有位乳腺癌患者，术后坚持调理了5年，没有复发，以为是根治了，于是就放松了警惕，恢复了以前大吃大喝、不忌口的饮食习惯，结果在第7年复发了，最后后悔莫及。由此可见，预防乳腺癌复发，是一个长期的过程，要做好打持久战的准备，特别是在饮食上，一定要控制好饮食结构，坚持忌口。

下面为乳腺癌患者推荐几款有助于缓解症状的食谱。

海带萝卜汤

原料：海带30克，白萝卜250克，醋、酱油、胡椒粉、盐、麻油各适量。

做法：将海带洗净后切成丝，白萝卜洗净后连皮切成细长条，二者一同放入锅中，加入适量清水，大火煮沸后改为小火炖至萝卜熟烂，再加入醋、胡椒粉、盐、酱油调味，最后淋上几滴麻油即可。

功效：软坚散结，防癌抗癌。可用于各期乳腺癌的防治。

橘皮粥

原料：青橘皮、青橘叶、橘核各20克，薏苡仁50克，粳米100克，红糖适量。

做法：将青橘皮、青橘叶及橘核一起放入锅中，加适量清水煎汁，去渣取汁后，放入薏苡仁和粳米，大火煮沸后改为小火熬煮至八成熟，加入红糖搅拌均匀，继续煮至米烂粥熟即可。

功效：行气、散结、消结。适合乳腺癌早期患者食用。

素炒三丝

原料：冬菇100克，青椒2个，胡萝卜1根，植物油、盐、水淀粉、麻油各适量。

做法：事先将冬菇用温水泡发，去除水分后，切成细丝；胡萝卜和青椒洗净后也切成丝。锅内放入少许植物油，将冬菇丝、胡萝卜丝和青椒丝放入锅中煸炒后，加适量水和盐，等水烧沸后，水淀粉勾芡，淋上麻油即可。

功效：清爽可口，舒经通络。乳腺癌患者尤其是肝气不舒者可多食用。

• 胃癌，少食多餐，辨证选食

中医学典籍中无“胃癌”一说，按临床表现它属于“反胃”“膈症”等范畴。《金匮要略》曰：“朝食暮吐，暮食朝吐，宿谷不化，名曰胃反。”

胃癌其实是一种生活方式癌，长期处于高压状态、熬夜、嗜好烟酒等不良生活方式，都是引发胃癌的主要因素。其中，不良饮食习惯是导致胃癌发生的罪魁祸首，如暴饮暴食、经常吃不新鲜食品、低蛋白膳食、喜欢吃腌渍食品和熏烤食品等。所以，胃癌患者在恢复调养期间，改变不良饮食习惯是非常重要的。

首先，宜遵循少食多餐的原则。经过治疗后的胃功能受损，容纳量也比原来的少，所以每餐宜少食，以免过量进食撑大胃，加重胃消化负担。对此，可通过少食多餐的方式，来弥补食量不足，但切记不可暴饮暴食。

其次，少食甜食和脂肪。糖或盐进入胃肠后，会对胃黏膜产生刺激，胃癌患者恢复期的胃还比较弱，少吃甜食和高盐食物有助于保护胃。脂肪的消化需要大量的消化液，容易增加胃肠负担，并对原本脆弱的胃产生大量刺激，不利于胃功能的恢复。

最后，忌食生冷、过热、粗硬、辛辣等刺激性食物；严禁烟酒、浓茶；还要避免食用过油及过于粗糙的食物，如炸鸡、油条等油炸食物。烹调方法尽量选择炖、煮、蒸等方法，少用煎、炒、炸。

除此之外，中医学认为胃癌患者有阴虚和阳虚之分，需辨证选用食物。阳虚者通常有腰酸、四肢发冷、畏寒，甚至水肿等症状，属寒证，而阴虚者则容易烦躁、盗汗、头晕、耳鸣，属热证。阳虚者应吃些牛肉、羊肉、猪肝、鲤鱼、草鱼、黄鱼、栗子、红糖等；阴虚者应当吃龙眼肉、香菇、百合、大枣、莲藕、糯米等。

接下来为胃癌患者介绍几款能帮助缓解症状的药膳。

芡实六珍饮

原料：芡实、山药、茯苓、莲子、薏苡仁、白扁豆各30克，粳米粉500克。

做法：将前6味全部加工成粉状，然后与粳米粉混合均匀即可。每次6克，每日3次，加糖调味，开水冲服。也可做糕点食用。

功效：健脾和胃，止泻。

人参阿胶当归饮

原料：人参5克，阿胶20克，当归10克，赤小豆100克，龙眼肉25克。

做法：将人参切成片，阿胶碾成粉，赤小豆洗净，三者与当归一同放入锅中，加入适量清水，大火煮开后改为小火煮半小时，再放入龙眼肉，继续煮半小时即可，吃豆喝汤，咀嚼人参和龙眼肉。

功效：补气养血，益心健脾。可与胃癌化疗同时进行，有提升白细胞的作用，但不适合阴虚火旺者食用。

紫菜萝卜汤

原料：紫菜、鲜橘皮各少许，白萝卜250克。

做法：将橘皮洗净后切成丝，白萝卜洗净后切成片，两者一同放入锅中，加入适量清水同煮半小时，加入紫菜即可。

功效：理气调中，软坚散结，对于胃癌出现腹胀、食欲不振者有辅助治疗的作用。

胰腺癌，忌食“三高”，缓解病痛

胰腺癌在10年前还是一个比较少见的癌症，很多人对其知之甚少，但是随着2011年苹果之父乔布斯因患胰腺癌逝世，胰腺癌可以说“一夜成名”，引起了世人的关注。

胰腺癌同乳腺癌、胃癌一样，也属于生活方式癌，并且由于早期难以发现、患者生存期短以及死亡率高的特点，被医学界称为“癌中之王”。与胰腺癌发病关系密切的因素有吸烟、饮酒、饮食结构、内分泌改变等。既然饮食结构与胰腺癌息息相关，那么

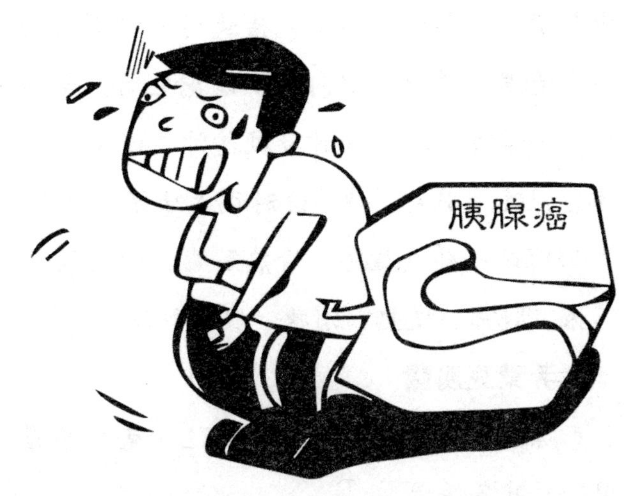

对于患者来说，就可以通过调整饮食结构来配合治疗，达到康复的目的。

“高脂、高糖、高油”饮食是胰腺癌治疗的大敌。因为胰腺是分泌消化酶的重要器官，特别是脂肪酶，在胰腺恢复期间，如果遇到大量的高脂肪、油腻食物，就需要大量脂肪酶来消化，这样就会给脆弱的胰腺造成负担，不利于病情恢复。

所以患者平时要避免食用高脂肪、高糖和高油食物，宜遵循“两低一高饮食”原则，即低脂肪、低蛋白质、高纤维素饮食。同时少吃刺激性食品，少吃又咸又辣和酸性食物；少吃油腻、煎炸、烧烤、速食食品。不吃过热、过冷、过期及变质的食物。当然，在调整饮食结构的同时，患者还应坚持锻炼身体，增强体质。

下面几款药膳很适合胰腺癌患者在康复期食用。

猪胰海带汤

原料：猪胰1具（约100克），淡菜30克，海带20克，肿节风15克，姜汁3克，花生油、料酒、味精、盐各适量。

做法：先将肿节风洗净，切断后包入纱布中，扎紧，放入锅中加水煎煮药汁，备用。猪胰用沸水焯后切片；淡菜去毛，海带温水泡发后洗净。锅内加少许花生油，待油热后，放入猪胰片煸炒，加姜汁，再添加肿节风药汁、淡菜、海带、料酒等，大火煮沸后，改为小火，待熟透时调入味精、盐即可。

功效：补虚益脾，清热解毒，软坚散结。适用于胰腺癌食欲不振、腹痛、发热、消瘦、腹内肿块者。

荠菜豆腐羹

原料：荠菜150克，豆腐丁200克，香菇、胡萝卜各50克，食用油、盐各适量。

做法：胡萝卜洗净后切丁；香菇泡发后切丁；荠菜洗净。锅中倒入少许食用油，待油热后放入香菇丁翻炒，加入适量清水煮沸，再放入胡萝卜丁、荠菜和豆腐丁，煮约10分钟，加盐调味即可。

功效：清热和脾，消肿解毒。适合恢复期的胰腺癌患者食用。

陈皮鲫鱼汤

原料：鲫鱼250克，陈皮10克，胡椒、生姜、盐等调料各少许。

做法：将生姜洗净切成片，陈皮切成丝，两者与胡椒一同用纱布包好，放入鲫鱼肚内，放入锅中加适量清水文火炖熟，加入盐调味即可食用。

功效：理气健脾，散寒止痛。此品对于胰腺癌腹部疼痛、消化不良、脾胃虚寒者尤其适宜。

• 肝癌，高糖低脂，补足维生素

肝癌在中医学上有肥气、痞气、积气之称。《难经》曰：“肝之积名曰肥气，在左胁下，如覆杯，有头足。”“脾之积，名曰痞气，在胃脘，覆大如盘，久不愈。令人四肢不收，发黄疸，饮食不为肌肤。”

中医在治疗肝癌方面功效突出。

我曾经认识两个肝癌患者，两人病情基本相同，不同的是一人为某企业老总，另一人是卖菜的小商贩。前者在做了肝移植手术后不到一年就因为排斥反应和感染去世了。而卖菜的那位患者，因为没钱做肝移植，一直坚持中医调理，病情得到了控制，一直没有恶化，至今还在街上卖菜。

这个例子就告诉我们：肝移植并非晚期肝癌的最后治疗手段，运用中医调理，有时候还有效果。这里我就重点从饮食调理方面讲讲肝癌患者需要注意的事项。

首先，对于有肝功能损害、转氨酶升高的晚期肝癌患者，要减少使用中西药物。

其次，肝癌发展到中晚期，胆汁分泌量减少，不耐脂肪饮食，此时宜用高糖低脂饮食来维持机体的能量代谢，如米饭、水果、白糖、蜂蜜、瘦肉、低脂牛奶、虾、鱼肉等。同时尽量补足维生素A，如西红柿、菠菜、动物肝脏、鱼肝油、乳制品等；补足维生素E，如瓜子、芝麻、花生等坚果；补足维生素B，如粗粮、深绿色蔬菜等。

另外，对于合并肝硬化和伴腹水者，应限制钠盐的摄入。伴门静脉高压者，尽可能选择细软、无刺激性的流质或半流质饮食。

接下来为肝癌患者介绍几款有利于缓解病情的药膳。

鲫鱼三七红枣汤

原料：鲫鱼1条，三七、陈皮各15克，大枣2个，姜片、油、料酒、盐各适量。

做法：鲫鱼收拾干净，切块；锅置火上，倒油烧热，放入鲫鱼煎至两面金黄，加入适量水和料酒，放入三七、陈皮、大枣、姜片，大火煮沸后，转小火煲30分钟，加盐调味即可。

功效：活血化瘀。此品尤其适合肝癌并发冠心病、高血压的患者食用。

燕麦红小豆粥

原料：薏苡仁、燕麦仁各30克，大米50克，赤小豆20克，冰糖适量。

做法：将薏苡仁、赤小豆和燕麦仁分别洗净，浸泡2小时，备用。大米淘洗干净。锅置火上，放入足量水煮沸，放入薏苡仁、赤小豆、燕麦仁再次煮沸，改小火煮15分钟，放入大米、冰糖继续熬煮至成粥。

功效：快速补充能量，帮助肝脏合成肝糖原，保护肝脏。

三豆饭

原料：白扁豆、赤小豆和黑豆各100克，粳米适量。

做法：将这3种豆洗净后一同放入锅内，加入适量清水，煮至豆将熟时再加入粳米煮成饭即可。

功效：白扁豆和赤小豆可健脾去湿利水。此品对于肝癌脾虚消化不良、腹水者更适宜。

• 肠癌，食养肠道，改善排便

肠癌是结肠癌、大肠癌和直肠癌的统称，可以说是一种“现代病”“富贵病”，与现代生活方式和饮食类型密切相关，可称之为“舌尖上的肠癌”。

哪些人容易患肠癌呢？平时过多食用高脂肪食物以及全脂奶、肉类等饱和脂肪酸食物的人最容易得此病。此外，肥胖、不爱锻炼、膳食纤维摄入不足以及不爱吃水果、蔬菜的人也容易患肠癌。

由此可见，调整饮食是防治肠癌的关键。而对于肠癌患者来说，经过手术或放疗、化疗治疗后，调养的要点仍然是饮食方面。对此，我们建议患者，如果采取手术治疗，术后应禁食3～4日，等肠蠕动恢复，有排气现象后，可进食流质饮食，选择的食物应易消化，且富有营养，如菜汤、米汤等。患者进食后，如果出现腹胀、恶心呕吐等症状，要及时告知医护人员。如果没有肠道不适，可适当吃些富含优质蛋白质的半流质食物，如鸡蛋面、粥等，但不要吃豆类、红薯等容易产气的食物。

在恢复期，患者的肠功能基本恢复了，此时要多食用富含膳食纤维的蔬菜和水果，如白菜、芹菜、菠菜、油麦菜、韭菜、苹果、香蕉、菠萝等，粗粮中也含有部分膳食纤维。

另外，保持排便畅通，也是预防术后复发的关键。对此，每天早上可空腹或晚上喝一杯淡盐水，可促进排便。

接下来为肠癌患者推荐几款有助于缓解病情的药膳。

黑芝麻瘦肉汤

原料：黑芝麻20克，猪瘦肉250克，胡萝卜1根，盐适量。

做法：将黑芝麻炒香后碾成末备用；猪瘦肉洗净后切块，放到沸水中焯2分钟，捞出洗净；胡萝卜洗净后切块，连同猪瘦肉一同放入沙锅中，倒入适量清水，开大火煮沸后转成小火继续煲1小时，调入盐，撒上黑芝麻即可。

功效：润肠通便。可辅助治疗肠癌。

清热利肠粥

原料：马齿苋20克，赤小豆、薏苡仁各30克，粳米适量。

做法：事先将赤小豆和薏苡仁用温水浸泡后煮至七成熟，备用。将马齿苋洗净后切成细丝。将粳米洗净，加清水适量，武火煮沸，再加入赤小豆和薏苡仁，文火煮成粥，放入马齿苋煮熟，调味即可。

功效：解毒消肿，消炎利尿。适用于肠癌见里急后重，肛门灼热，恶心呕吐者。

桑椹猪肉汤

原料：桑椹50克，大枣10枚，猪瘦肉、盐各适量。

做法：将桑椹洗净后放入锅中，之后放入洗净的大枣、猪肉，调入盐，倒入适量清水熬煮至熟即可。

功效：补中益气。肠癌恢复期下腹坠胀者适合服用此药膳。

• 前列腺癌，规范饮食，控制病情

前不久北京有位王大爷给我打电话咨询，他说他有位老战友刚查出了前列腺癌，家人都悲痛万分，王大爷也心有余悸，生怕自己也得前列腺癌，因此就问我有没有什么防治的办法。

前列腺癌是老年人容易患的一种恶性肿瘤，其发病主要与遗传、环境、饮食和年龄息息相关，其中饮食习惯是最关键的因素。近年来随着生活水平的不断提高，大家的饮食结构也发生了很大变化，食物中的脂肪、蛋白质及胆固醇的成分明显增加，而这类食物中所含的饱和性脂肪酸，正是诱发前列腺癌的罪魁祸首。

所以，在前列腺的预防和治疗上，我们要少吃高油脂食物，可选择脂肪含量较低的肉类，如鱼肉、鸡肉、兔肉等。豆制品中藏有前列腺癌的克星，大豆中的异黄酮能降低雄激素的破坏作用，并抑制和杀死癌细胞。此外，白菜、菜花、西兰花等蔬菜也有防治前列腺癌的功效。

对于前列腺癌患者小便不通的症状，宜吃鲤鱼、蛤蜊、田螺、白花椰菜、芹菜、莴苣、冬瓜、海带等具有利尿功效的食物。出现疼痛症状的，则宜吃海马、鸡血、乌梅、薏苡仁、栗子等食物。但忌食壮阳补肾食物、中药、补品和保健品，如羊肉、动物肾、鹿茸、巴戟天、肉苁蓉等，同时忌服伟哥等抗阳痿药物，以免引起前列腺充血，加重病情。

下面这几款药膳非常适合前列腺癌患者食用。

田螺粥

原料：田螺15只，大米100克，薏苡仁50克，葱花、姜末、料酒、盐各适量。

做法：将田螺洗净后，用竹签挑出螺肉，切碎，放入葱花、姜末和料酒后搅拌均匀，再剁成泥，加适量盐，搅拌均匀，备用。将大米和薏苡仁洗净后同放入锅中，加适量清水煮至粥黏稠，这时加入田螺泥糊，搅拌均匀，再煮几分钟即可。

功效：清热利水，除湿解毒。此药膳能辅助治疗前列腺炎，对前列腺癌患者大有益处。

芹菜拌豆腐

原料：芹菜200克，豆腐100克，盐、味精等调料各适量。

做法：将芹菜择洗干净后切成小段，豆腐切成丁，两者均焯水，捞出后放凉水中冷却，控干水分后充分搅拌，加入盐、味精等调料拌匀即可。

功效：清热利湿解毒。适合前列腺癌患者食用。

山药木耳肉丝汤

原料：山药100克，猪肉丝50克，黑木耳少许，高汤、葱花、盐、味精、姜汁各适量。

做法：将山药切成片，黑木耳撕成小片状，锅内放高汤、姜汁、盐烧沸，放入山药片和黑木耳烧沸，再放猪肉丝烧沸，放味精、葱花，起锅即成。

功效：填精固肾，促进胃肠蠕动。此药膳对于前列腺癌小便频繁、便秘者尤其适合。

Chapter 3

动动手脚，癌症全跑

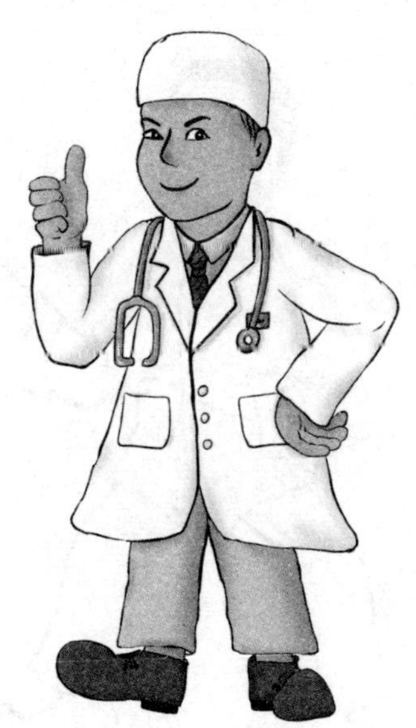

• 康复锻炼，对癌症患者很有必要

有位马先生，父亲患了扁桃体癌，半年前才康复，可是最近患者经常感觉身体不适。马先生很疑惑：明明康复了，为什么突然又恶化了呢？于是他打电话向我咨询。经过了解得知，这位马先生是个大孝子，之前因为担心父亲病情复发，就请了长假专门在家照顾，而且还不让老人单独外出走动。我对马先生说："问题很可能就出在这里，老人家康复后不仅需要巩固治疗，还需要进行一些适当的锻炼，天天坐着或躺着怎么能行？"

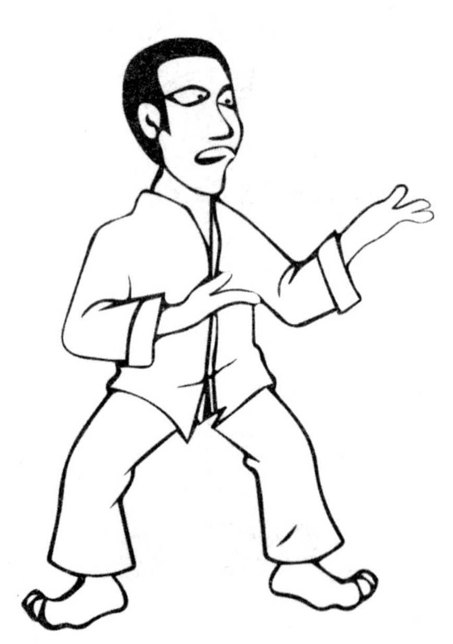

听了这番话，马先生深感后悔。

运动对身体的保健作用很大。《吕氏春秋·尽数》曰：

“形不动则精不流，精不流则气郁。”这说明运动可促进精气流通、气血畅达，增强身体抵抗疾病的能力。尤其是中老年人，经常运动，可预防高血压、冠心病、糖尿病等慢性病，同时还能缓解精神压力，促进睡眠等。

而在癌症治疗后的康复方面，运动也有不可小觑的功效。

1. 改善患者的心肺功能，防止脾胃出问题

适当的康复锻炼，能使癌症患者的血液循环系统和呼吸系统得到充分、有效的刺激，从而改善心肺功能。心肺功能正常了，患者就能吸收更多的氧气，进而通过血液循环把氧气输送到全身，身体各部分获得了充足氧气，代谢活动就加强了，这样吃进去的食物才能更好地在体内转化为营养，被机体吸收、利用，从而加速康复进程。反之，如果缺乏运动，心肺功能不正常，人体就会处于缺氧的状态中，阻碍脾胃的吸收和消化，导致患者出现食欲不振、消化不良等疾病，这样无疑会给康复造成致命影响。

2. 提高患者的身体免疫力

人体在运动后，体内白细胞和巨噬细胞的吞噬能力、淋巴细胞的转化能力以及血清免疫球蛋白的水平，均会显著提高，从而起到抗癌作用。有人对经常坚持运动的癌症患者人群进行跟踪调查，结果发现，经过1~6个月的运动，他们体内白细胞中的淋巴细胞及巨噬细胞含量水平都恢复到了正常水平。

3. 有助于抑制癌细胞生长，甚至使癌细胞转化为正常细胞

通过康复锻炼，癌症患者血浆中的环腺苷酸含量提高，环腺苷酸具有抑制肿瘤细胞的作用，同时它也可使癌细胞转化为正常细胞。另外，在锻炼中，患者唾液中的分泌型免疫球蛋白和溶菌酶的分泌量增多，使唾液的抑制细菌和杀灭细菌、病毒及癌细胞的免疫功能增加，从而也能帮助抑制某些癌细胞的生长。

4. 调节患者的情绪，消除烦恼和忧郁

大部分癌症患者都会因为病情而使情绪长期受压抑，心理上背负沉重的精神包袱。长期处于精神压力之下，会降低身体的免疫功能，诱发内分泌失调，不利于康复。而适当的康复锻炼，可有效改善这种状况，消除患者的忧郁和烦恼，产生良好、愉快的情绪，进而增加食欲，这样就有助于康复。如在打太极拳时，要求我们全神贯注，心无杂念，尽可能减少情绪的起伏，这样就能让身体生理功能处于最佳状态，同时心情也会逐渐好转，对病情康复大有帮助。

• 这些运动原则，癌症患者一定要遵守

关于运动抗癌，不少人向我提出了这样的质疑：吴教授，您经常说运动对防治癌症很有好处，那为什么运动员也有不少得癌症的呢？

这个问题提得很好。它至少让我们意识到一个很重要的问题：癌症患者究竟选择什么样的运动最适合？

运动员所从事的运动，叫做“无氧运动”，是肌肉在“缺氧”状态下高速剧烈的运动，如短跑、跳高、拔河等。这样的运动会在体内产生过量乳酸，导致肌肉疲劳而不能持久，运动后会

产生大量酸性产物堆积在细胞和血液中，成为“疲劳毒素”，使人感到肌肉酸痛、浑身乏力，还会出现呼吸、心跳加快，严重者出现酸中毒和增加肝肾负担。

所以，对于一般人尤其是癌症患者来说，是不适合进行无氧运动的，否则不但不能促进身体健康，反而会对健康造成一定的损害。

相对于无氧运动，有氧运动才是增进健康的运动方式。有氧运动的特点是强度低、有节奏、不中断、持续时间长，如慢跑、游泳、健身操、骑车等。这样的运动做完后，会使人感到心情舒畅，也能提升身体免疫力。

因此，癌症患者在进行康复锻炼时，要遵循的第一个原则就是，选择有氧运动。

第二个原则是适度原则。

有氧运动虽然对癌症康复有作用，但也不能过量。要知道，癌症经过治疗后，身体正处于康复期，此时如果进行过量的健身运动，会慢慢损伤身体。建议患者每周锻炼4～5次，每次30分钟，且以身体略微出汗为度。这样的运动量可帮助患者恢复机体功能，防止癌症转移复发。

第三个原则是零散原则。

很多人认为只有在广场上、体育馆里进行的运动才算是真正的运动。其实不然。做家务、遛狗、洗车也算是广义上的运动，而这种零散时间的运动，恰恰是有益于身体的。所以，癌症患者不一定非要到特定的地方“聚众健身”，完全可以把零散时间利用起来。比如每日遛狗10分钟，洗车10分钟，做家务10分钟，照样可以达到运动的效果。

第四个原则是交替运动原则。

所谓交替运动，是指几日内进行的运动方式不同，比如今天散步，明天打太极，后天就可以慢跑。另外，也可以在一日内交替进行不同的运动，如慢走与快走交替。如此不断变换运动“花样”，既可以增加新鲜感，同时也有利于长期坚持下来。但是不管你选择什么样的运动，都要把握好适度原则。

第五个原则是不要太担心体重问题。

有些原来有糖尿病病史的癌症患者，体重超标，在进行康复锻炼中，总是渴望能快点通过运动瘦下来，于是不自觉地就加大了运动量。其实这也是个误区。体重并不能说明一切，勤于健身的胖子比坐着不动的瘦子要健康得多。只要你坚持适度运动，体重就会在不知不觉中达到健康标准。

总之，对于癌症患者来说，康复锻炼是一个漫长的过程，把握好运动原则，放松心态，同时注意饮食调整，最后就一定能提高机体自我抗癌的能力，加快康复进程。

• 温和健步走，抗癌保健康

有位30多岁的女性乳腺癌患者，术后头发全掉光了，骨瘦如柴。癌症让她一度消沉郁闷，平时不愿出门见人。后来她在我的劝说下开始进行健步走，每日坚持健步走1小时。结果她坚持了两年多后，不仅身体素质大大提升，性格也开朗了，最主要的是癌症再也没有复发过。

由此可见，健步走的运动方式，的确对身体健康包括癌症患者康复有很好的促进作用。有人对经常进行这一运动的人群进行研究，结果发现，每周健步走3小时以上，可降低35%～40%的罹患心血管的风险；每周健步走3次，每次45分钟以上，可预防阿尔茨海默病；每周健步走7小时以上，可降低20%的乳腺癌罹患率，并对2型糖尿病有50%的疗效。

健步走与我们平时走路不太一样，有几个方面的注意事项。

◆姿势方面。需要在自然行走的基础上，躯干挺直、收腹、挺胸、抬头，随步伐的加快自然弯曲肘关节，以肩关节为轴自然前后摆动，同时腿朝前迈，脚跟先着地，过渡到前脚掌，然后推离地面。在走路过程中，上下肢应协调运动，并配合深而均匀的呼吸。如果身体不能配合，则应配一根适合自己的手杖。

◆着装方面。经常进行健步走者，最好穿透气性较好的紧身衣，如果没有这样的衣服，可穿较为舒适、宽松的衣服。如果走的距离比较远，应携带水壶，及时补充水分，不仅能避免身体水分流失对健康的危害，夏日还能避免中暑。

◆鞋子方面。应选择专业运动鞋，登山鞋、平底鞋都不适合。如果条件不允许选择专业运动鞋，也可选鞋底较软、轻便舒适的一般鞋子。

◆速度方面。健步走速度的快慢，是决定锻炼效果的关键因素，一般因人而异地分为慢步走（每分钟70～90步）、中速走

（每分钟90～120步）、快步走（每分钟120～140步）、极快速走（每分钟140步以上）。

◆道路方面。不少人直接在马路上进行健步走的运动，这样有两个不利因素，一是马路上空气污染相对严重，会对健康产生一定损害；二是马路不平整，通常都是中间高、两边低，走在上面两脚用力不均，骨盆很难在一个水平线上，从而容易导致脊柱侧弯，出现颈椎酸痛、腰痛等问题。所以建议选择环境安静的公园或铺有地胶的步道。

最后仍需要强调的是，癌症患者在进行健步走时，一定要遵循适度原则，温和地进行健步运动，这样才能真正对康复有利。

• 散散步，癌症绕着走

散步是传统的健身方法之一，一直被历代名医名家推崇。《黄帝内经》曰：“夜卧早起，广步于庭。”这里的“广步”就是散步，号召人们早上起床后到庭院里走一走。

《紫岩隐书》中也记载，“每夜入睡时，绕室行千步，始就枕”，也说明古人对散步健身法的认可。

而散步对癌症患者的好处，也是很多人想不到的。

去年有位癌症患者李先生，向我咨询是否有比较合适的康复运动方法，我根据他的病情建议他平时多散散步。一年后，李先生打电话向我道谢。他说自从接受了我的建议后每日坚持散步，身体恢复得很快，不仅食欲增强了，心情也好了很多。看到患者因自己的微薄之力恢复了健康，我倍感欣慰。

可能很多人会问：散步不就是随便走走嘛，对癌症康复能有什么好处？

对于癌症患者来说，经过手术或放疗、化疗之后，身体迫切需要调养，选择散步的方式可以有效提高机体免疫能力，促进病情好转。具体来说，散步对于癌症病情的康复，有以下几个方面的优势。

首先，散步比较适合癌症康复期体质较弱或年龄较大者。散步的形式很自由，不需要其他器械，也不受时间、气候、季节等因素的限制，同时对场地也没有特殊要求，但是长期坚持此运动项目，能有效锻炼全身的肌肉和关节，强健心肺功能，使身体多个系统功能得到改善。因此，对于癌症康复期体质比较弱的患者，或者年龄比较大的人，选择散步作为主要锻炼项目是最适合不过了。

其次，散步有助于清除体内癌细胞，防癌抗癌。人在散步时，肺活量逐渐提高，单位时间内的吸氧量增加，使呼吸频率加快，通过气流交换，可杀死体内厌氧的癌细胞。同时，散步时间长了，身体会大量出汗，体内的某些致癌物会随着汗水排出体外，这样也有助于防癌抗癌。不仅如此，经常坚持散步，可增加体内免疫细胞和免疫球蛋白的数量，提高机体免疫力，增添细胞活力，从而有利于清除癌细胞。

最后，睡前散步加温水洗脚，有助于促进癌症患者睡眠。散步时人体温度会升高，大脑会得到降低温度的信号，等散步结束，体温慢慢降下来后，人的精神状态就放松了，从而可促进睡眠。不过要注意，睡前散步的时间要尽量提前一些，最好在睡前2小时之前，否则离入睡时间太近，身体尚处于兴奋状态，反而不利于尽快入睡。另外，睡前散步之后，如果用40℃左右的热水泡脚约20分钟，就能使双脚血管适度扩张，末梢血管的血流更顺畅，减轻心脏的负担。这样不仅对心脏有益，而且更有助于促进睡眠。

不过手术或放疗、化疗之后，身体较为虚弱的癌症患者在散步时，要循序渐进。刚开始时应以较慢的速度每次进行10分钟左右，等过段时间，体力有所增加后，逐步过渡到中等速度散步，每次15分钟，以后慢慢延长时间，步行速度以每秒1步为宜。散步时衣着要宽松，鞋袜要合适，如果有必要，可拄杖而行，以保安全。

此外，散步时身心要放松，身体自然挺直，两肩下垂，双臂自然摆动，双眼平视前方，脚步轻快，速度均匀，思想集中。

• 老祖宗留给我们的运动抗癌“四宝”

前面我一再强调，运动是癌症患者康复必不可少的重要环节，通过适当运动，可有效调节身心，加快康复进程。但是面对繁多的运动项目，癌症患者该如何选择呢？其实，早在几千年前，我们的老祖宗就留下了运动抗癌“四宝”，并且一直流传至今。

第一宝：五禽戏

五禽戏据说是东汉医学家华佗创制。《三国志·华佗传》记载："吾有一术，名五禽之戏，一曰虎，二曰鹿，三曰熊，四曰猿，五曰鸟。亦以除疾，兼利蹄足，以当导引。体有不快，起作一禽之戏，恰而汗出，因以着粉，身体轻便而欲食。"

五禽戏主要通过模仿动物的动作和神态等，达到强身防病的目的。经常练习五禽戏，能增强肌力，使人动作灵活、协调、平衡，改善关节功能及身体素质，不仅有助于防治高血压、冠心病、高脂血症等常见病，而且对癌症患者的康复也有较好的促进作用。

现代医学研究证明，五禽戏能提高练习者的肺功能及心脏功能，改善心肌供氧量，提高心脏的排血能力，促进组织器官正常发育。同时，它还能增强肠胃活动及分泌功能，促进消化吸收，为机体活动提供养料。而这些也正是癌症康复者所迫切需要的，能有效增强体能，提高免疫力，防止癌细胞复发或转移。

第二宝：八段锦

八段锦创于北宋末年，距今已有800多年的历史，被誉为"千年长寿操"。时至今日，仍然有很多中老年人在练习这种传统保健疗法。八段锦由8种导引动作组合而成，每式的动作设计都针对一定的脏腑保健或病证治疗的需要，具有调整脏腑功能、疏通经络气血的作用。在八段锦的练习动作中，均静中有动，动中有静，简单易学、安全可靠，尤其是坐式八段锦，注重柔和，更适合身体虚弱或年龄较大的癌症患者锻炼。

第三宝：易筋操

易筋操据说是南北朝高僧禅宗第一代宗祖达摩所创，是围绕形体屈伸，以及一定的姿势，借助呼吸法诱导，加强中枢神经对机体各部的控制。坚持不懈练习易筋操，能逐步提高内脏器官的功能，加强肌肉的力量，促进体内各组织液的循环，加强血管的舒缩和弹性，调整和加强全身的营养吸收。因此，这种锻炼方式对于癌症、高血压、高脂血症等慢性病的康复，非常有好处。

不过，癌症患者开始练习易筋操时，不要过于求成，要循序渐进，不使疲劳。等身体素质慢慢提高了，练习得比较熟练了，再逐步增加练习次数。

第四宝：太极拳

太极拳是家喻户晓的一种传统体育保健疗法，同时也是一种特有的武术项目。传说太极拳起源于宋代，当时武当山道士张三丰在外出途中遭遇强盗，夜梦武当山神授以拳法，杀退百余贼人，从而创造了太极拳。

太极拳的练习，讲究动作柔和、呼吸自然、连贯协调、气沉丹田，可改善血液循环，加强对消化道的机械刺激作用，对循环系统、呼吸系统及消化系统疾病的康复非常有益。

对于正处于康复初期的癌症患者来说，经过放疗、化疗后身体比较虚弱，元气大伤，此时练习动作柔和、文雅的太极拳就比较适合，能增强体质，提高抗病能力，达到强身康复的目的。

• 一学就会的乳腺癌术后康复操

今年43岁的赵女士，3年前被诊断出患有乳腺癌，做了手术、放疗和化疗后，身体备受伤害，精神上也处于崩溃边缘，几乎对生活失去了勇气。家人看到她这个样子，也十分心痛。后来，赵女士的丈夫找到我，向我咨询关于乳腺癌康复的良策。我告诉他，首先要保持营养，合理饮食，然后就是定期做自我检查或检验科检查，防止癌症复发与癌细胞扩散。

最后，我又叮嘱赵女士的丈夫：平时一定要让妻子坚持做康复锻炼，多活动上肢。一听“多活动上肢”，赵女士的丈夫有些不以为然：“吴教授，活动上肢太简单了，对康复病情有用吗？”我说：“可不要小看这个简单的动作。你妻子刚做完手术没多久，腋下切口还没有结瘢，这个时候多活动上肢能防止腋窝肌肉萎缩，促进血液循环，减少水肿。如果这个时候不及时锻炼上肢，等瘢痕组织处于稳定状态后，再锻炼，效果也不理想。那样的话，以后她的上肢活动就会受到严重限制……”

听了我的一番解释，赵女士的丈夫连连点头。为了帮助赵女士更快地康复，我特意向他推荐了乳腺癌术后上肢功能康复操，并叮嘱他，这个康复操每日可做数次，但一开始做的次数不要多，避免上肢过度运动，训练以第2日不感到疲劳疼痛为度。

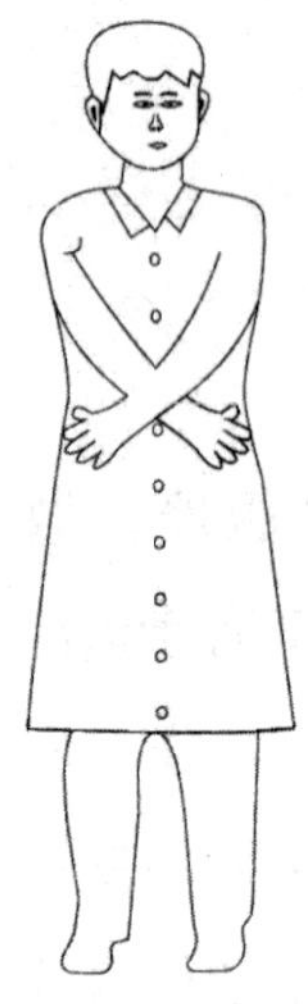

第一节：摆臂运动

两脚分开约与肩同宽，两手臂平举，然后将双手交叉于胸前，自由摆动，使上肢肌肉放松。

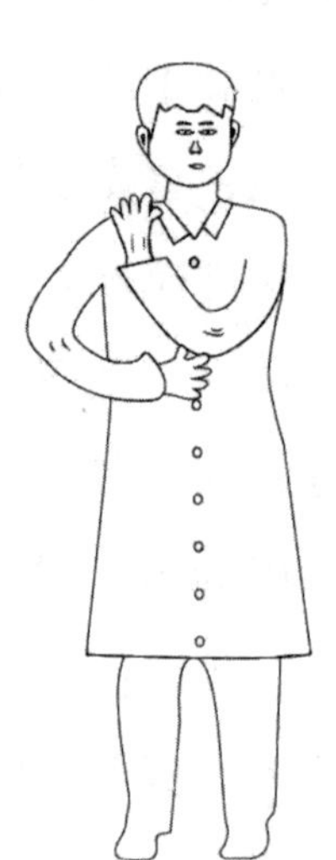

第二节：转肩运动

先将左手搭在右肩部，然后右手抬起慢慢转动。之后用同样的方法做另一侧。注意动作幅度不宜过大，主要锻炼上臂的旋转功能，防止肩关节僵硬。

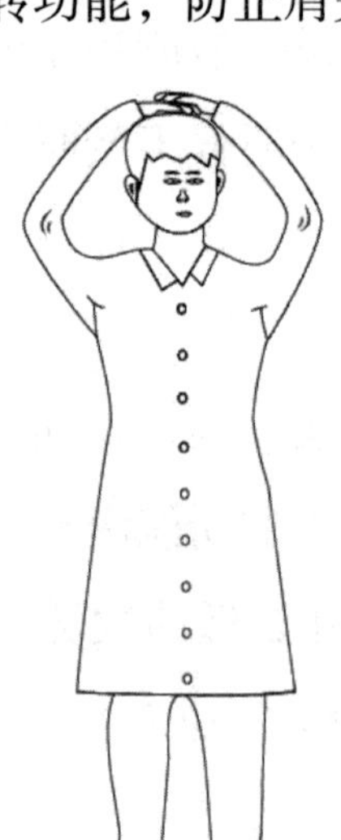

第三节：抬臂运动

两手平举，慢慢抬高，过头顶，然后把右手心放在左手背上，之后两手缓缓滑至肩部。此动作可放松腋窝皮肤，防止瘢痕萎缩。

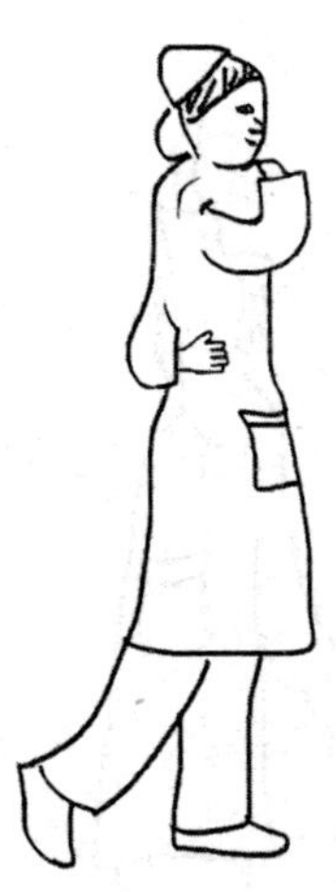

第四节：转体运动

两肩分开约与肩同宽，两手臂平举，然后身体向左转，右手放在左肩部，左手放在后背部。之后用同样的方法做另一侧。

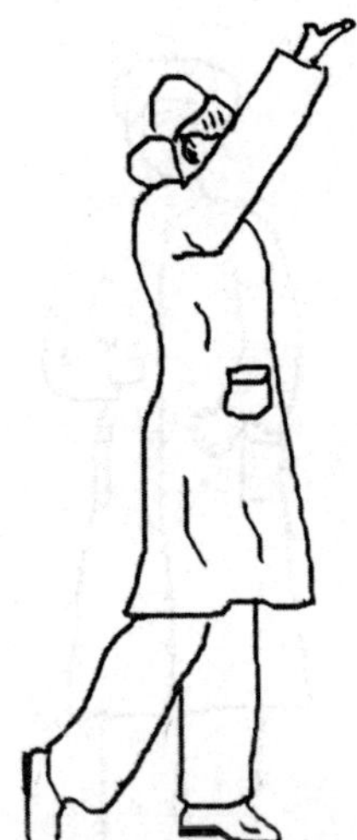

第五节：伸臂运动

两手十指交叉，手心朝外，手臂尽量伸直，然后身体向左转，双手保持交叉状态向左侧上举。之后用同样的方法做另一侧。

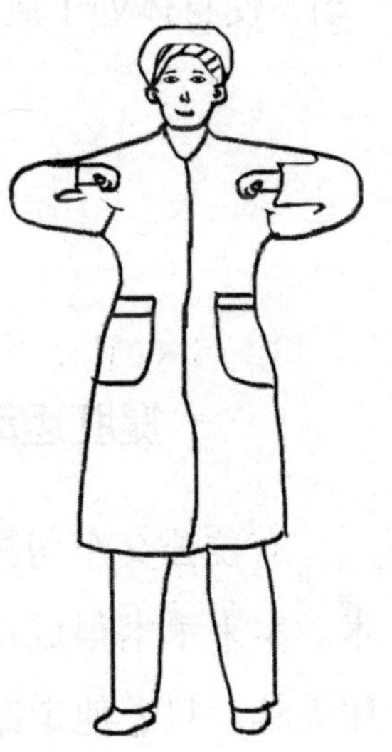

第六节：扩胸运动

双手握拳曲肘，平放于胸前，肩关节外展，迈出左脚并打开双臂，幅度逐渐增加。

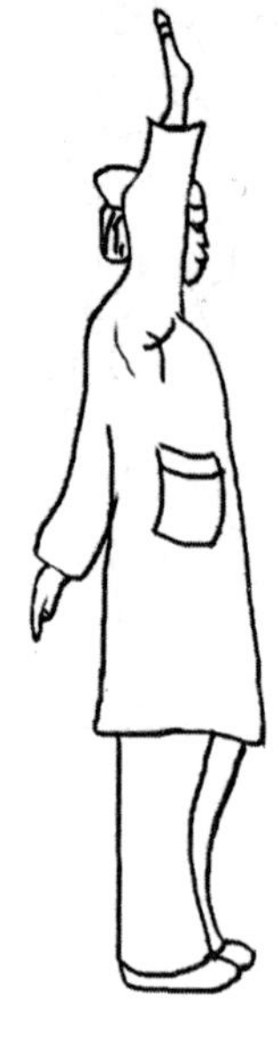

第七节：伸展运动

右手向上伸直，左手向下垂，两臂同时向后提拉。之后用同样的方法做另一侧。

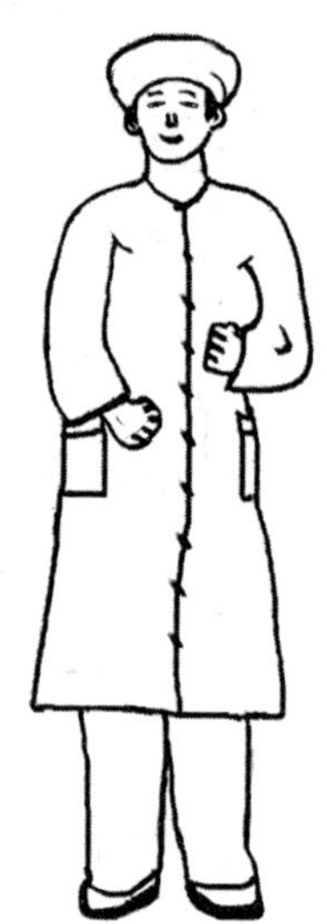

第八节：全身运动

双手摆动，扭转，自然带动肩关节转动，使身体处于放松状态。

• 提肛运动，轻松康复前列腺癌术后尿失禁

有位公交车司机张师傅，半年前查出患前列腺癌后，做了手术。本来手术很成功，但张师傅自手术后却有一个难言之隐——尿失禁。只要他走路急一些，甚至笑得太用力，小便就会不由自

主地流出来。这让张师傅很苦恼也很尴尬，几经思虑后跟我打电话，问有没有解决的办法。

实际上，像张师傅这样做了前列腺癌手术后出现尿失禁的患者并不在少数。为什么会出现这种情况呢？

原来，人体排尿功能主要受两组肌肉控制，即膀胱逼尿肌和尿道括约肌。当我们想要小便时，神经控制逼尿肌努力工作，而括约肌则放松休息；相反，不想小便时，括约肌处于工作状态，而逼尿肌处于休息状态。相比于逼尿肌，括约肌比较小且薄，所以前列腺癌患者在进行手术时，就容易损伤到“脆弱”的括约肌，或者损伤控制括约肌的神经，这样就会使括约肌丧失正常功能，从而难以控制小便。

如何解决尿失禁的问题？

除了平时要进行适当的体力锻炼，如慢跑、游泳等外，我

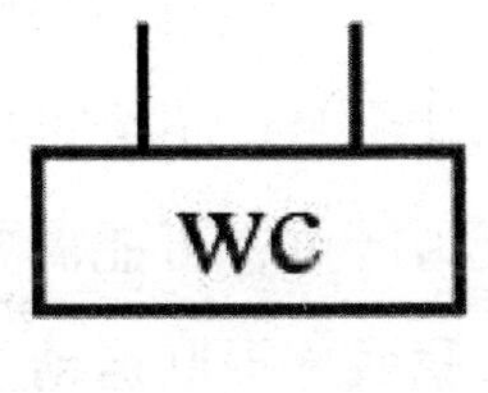

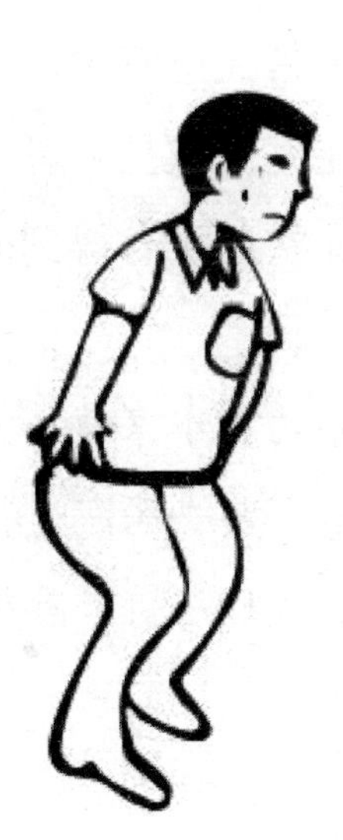

们还可以通过提肛运动这样一种较为轻松的方式来解决。什么是“提肛运动”？形象一点来说，就是当你急着要大便时，却找不到厕所，这时就要拼命收紧和上提肛门，这就是提肛。

进行提肛运动，目的就是增强尿道括约肌控制尿液的能力，从而缓解尿失禁的情形。这个运动怎么做呢？非常简单。开始进行时，需要你马上将肛门收缩到最大限度，保持此状态3秒以上，然后放松肛门3秒。如此反复进行。每做10～15次收缩为1组，每日至少做3组，也就是说你每日需要分次进行累积300次的收缩肛门运动。随着锻炼的加强，收缩的次数也要逐渐增加，每日可做到500次甚至上千次。

不过需要注意的是，做提肛运动时，腹部一定要放松，腹肌不可用力，并且由于前列腺癌患者术后身体虚弱，做的时候要量力而行，循序渐进，慢慢增加收缩次数。

这个运动对缓解前列腺癌术后尿失禁的症状效果很好。很多患者锻炼几个月就不会再出现严重的尿失禁，也有少数患者，因为症状较为严重，可能需要锻炼一年才能完全恢复。可能有人会问：如果我锻炼提肛运动一年，尿失禁症状还没有得到改善，怎么办？

这种情形通常说明你在手术之前的尿功能本来就不太好，或者手术对尿道括约肌损害较严重，此时就需要去医院进行专业治疗。比如安装人工尿道括约肌，干细胞植入疗法等，要根据具体情况选择康复适合的方法。

简单的强肾操和腰部按摩，有助于肾癌患者康复

前不久有位患肾癌的亲戚来找我，他说自从做了手术后，身体一直很虚弱，医生叮嘱他要适当做一些康复锻炼，以增强身体免疫力，但是他自己又不知道该选择什么样的运动，因此就来咨询我。

的确，肾脏是维持我们身体正常功能的重要器官，而肾癌又属于一种全身性疾病，多发于中老年人，治疗肾癌往往会采取肾部分切除手术，术后患者身体损伤比较大。中老年肾癌患者在手术后，如果不重视康复工作，不仅容易出现并发症，而且还会导致复发、转移的情况。

肾癌患者在手术后，选择的康复运动不应过于激烈，要选择有氧运动，动作缓慢平和。如下面这套强肾操，简单易操作，最适合肾癌患者术后下床进行康复锻炼。

这套强肾操共分为4步。

第一步：直立身体，两脚稍分开约与肩同宽，目视鼻端，两臂自然下垂，手掌紧贴下肢，手指自然张开。脚跟提起，连续呼吸9次后再将脚跟落地。

第二步：吸气，同时缓慢屈膝下蹲，左右手手背缓缓转向前方，虎口与脚踝对准。当手快要接触地面时，稍微用力握成拳，好像抓着什么东西。

第三步：继续憋气，身体缓慢站起，两手臂仍保持下垂状态，并逐渐握紧。

第四步：呼气，身体立正，两臂向外翻，使两手拳心朝前，两肋从身体两侧挤压左右软肋，同时将身体和脚跟用力向上提。

上述步骤可根据自身体力，连续做多次。

除了强肾操外，腰部按摩法对肾癌患者康复也有一定的作用。中医学讲“腰为肾之府”，所以经常按摩腰部，能补纳肾气，缓解肾癌术后腰酸、腰痛的症状。腰部按摩有两种方法。

方法一：左右手掌心相对，放在一起对搓，直到手心被搓热，然后分别将两手心紧贴在两侧腰部，上下按摩腰部，直到腰部有热感为止。每日早上起床之前或者晚上睡觉前各按摩一次，每次按摩200次左右即可。

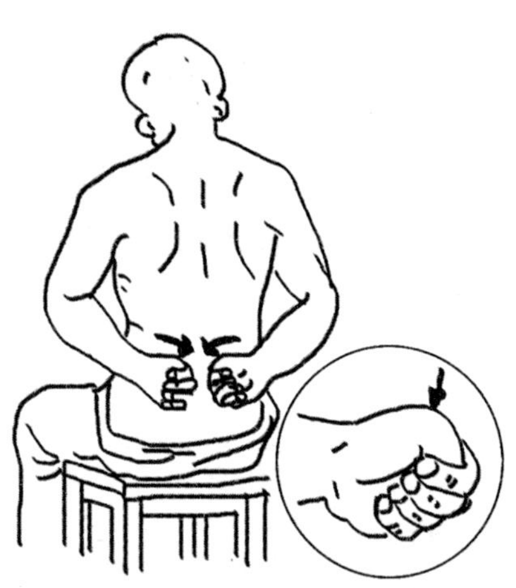

方法二：端坐在椅子上，或站直身体，左右手各握拳，手臂向后，将两手拇指关节的突出部位放在腰眼穴（第4腰椎棘突左

右3～4寸的凹陷处）上，做逆时针旋转按摩，动作要缓慢，一开始不要太用力，要逐渐增加按摩力度，持续按摩约10分钟即可，每日早上、中午及晚上各做一次。

另外，平时我们常见的仰卧起坐锻炼方式也很适合肾癌术后患者，尤其是术后伤口愈合比较好，而且体力充沛的患者。可选择在床上进行仰卧起坐，尤以木床最佳。

锻炼方法如下。

仰卧在床上，身体伸直，下肢并拢，两手叉腰，使拇指在前，四指在后，不以任何物体支撑（包括手），只靠腰部发力慢慢使上身坐起，如此连续起卧10余次。上了年纪的患者可根据自身情况减少起卧次数。

• 一看就懂的穴位按摩，赶跑脑瘤术后头痛

李大爷去年被检查出脑瘤，做了手术后，之前视力模糊的症状有所缓解，但是经常会出现头痛现象，而且一阵阵的，吃了止痛药也不管用。对此，李大爷很是烦心，就打电话向我咨询有无止痛的办法。

头痛是脑瘤患者比较常见的一个症状。在未确诊之前，如果经常出现头痛，同时伴有呕吐、肢体无力、视物不清等症状，就需要警惕是否患了脑瘤，要及时去医院诊治。而如果在脑瘤手术后还会经常出现头痛，很有可能是因为手术后遗症引起的，所以建议患者要去医院做CT检查，摸清了症因，有针对性地治疗才能

根治。

此外，我们还可以通过穴位按摩法，来暂时缓解脑瘤术后头痛的症状。中医学认为，头乃诸阳之会，人体的十二经脉和奇经八脉都汇集在头部，所以经常按摩头部相关穴位，可疏通气血，调节阴阳，缓解头痛。

1. 天柱穴

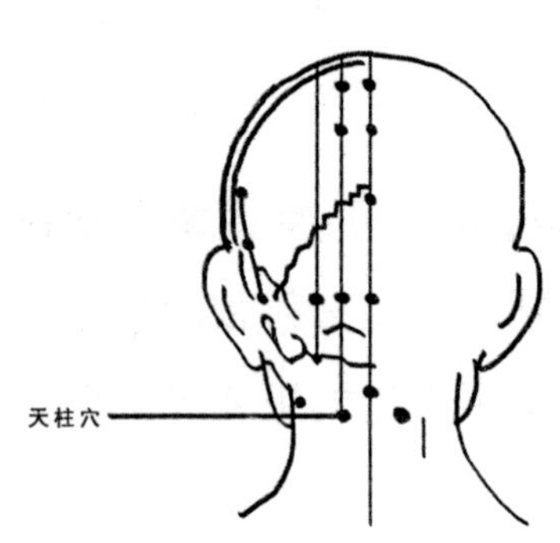

取穴：天柱穴在我们脖子后面正下方的凹陷处。用手摸的时候，会感觉到这个部位有一块突起的肌肉，此肌肉外侧凹陷处，后发际正中旁约2厘米就是天柱穴。

按摩手法：坐在椅子上，左、右手拇指分别按住天柱穴。先呼气，同时逐渐用力按压天柱穴约3秒，之后改为吸气，再用力按压此穴位约3秒，放松全身。

2. 印堂穴

取穴：印堂穴很好找，就在我们面部两条眉毛连线的中点，这个位置正好对着鼻尖。

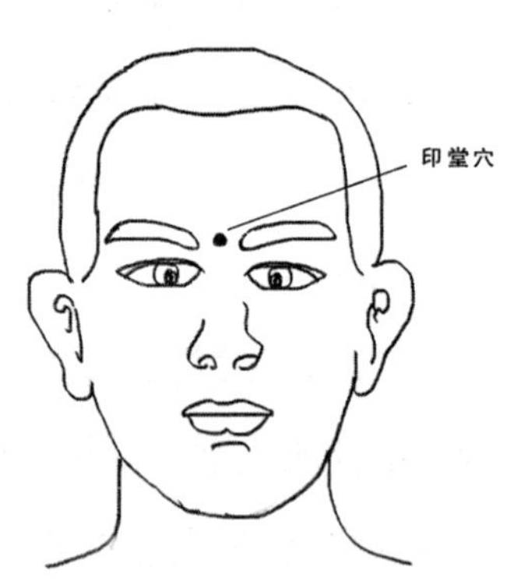

按摩手法：全身放松，闭上双眼，先把双手拇指按在印堂穴上，然后用示指由印堂穴沿眉毛两侧分别抹开。

3. 攒竹穴

取穴：攒竹穴与印堂穴位置很近，就位于两条眉毛内侧边缘的凹陷处。

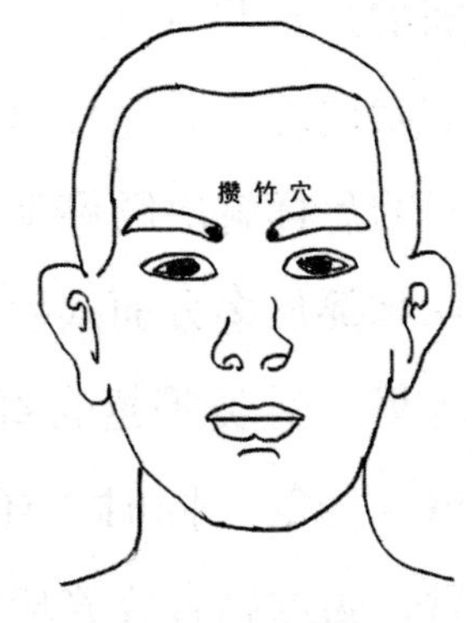

按摩手法：全身放松，先用双手拇指按住太阳穴，然后用双手示指按住两边的攒竹穴做轻柔旋转运动，每8拍为1组，重复8轮即可。

在对以上3个穴位进行按摩时，我们要注意，动作力度不能太大，要轻中有重，每次动作进行30次左右即可，每日做1～2次。经常坚持如此按摩，可使人感觉神清目爽，从一定程度上缓解头痛头晕的症状。

• 床上康复操，有效解决肠癌术后排便难题

邻居刘大妈前段时间做了结肠癌手术，本来以为术后可以松口气了，可谁知却出现了排便困难的症状，想排却排不出，有时候偶尔排了一点，但总觉得没有排干净。为此，儿子买来了开塞露，但刘大妈用后效果并不太好，整天躺在床上很难受，于是她儿子就特意找我询问到底该怎么办。

排便困难是很多肠癌患者在术后经常遇到的一个困扰，不管是便秘还是排便次数增多，都可能是手术造成的。一方面，手术在切除肿瘤的同时，会不可避免地切除相应的直肠或结肠肠管，这样就使得肠管容积变小从而出现排便困难。另一方面，手术过程中所使用的器械，会对肛周括约肌进行牵拉，这样也会导致隐形损伤。除此之外，肠癌在手术之后，肠管神经支配以及周

围的血液供应也会发生一定的改变，从而导致排便功能紊乱等症状。

怎样解决肠癌手术后的排便困难呢？

要从多方面入手。首先，患者要均衡饮食，适当多吃蔬菜、水果、豆类等富含纤维素的食物，少吃辛辣刺激性的食物如辣椒、姜等。同时，还要多喝水，防止大便干燥。其次，在手术后，肠癌患者要养成定时排便的习惯，特别在术后初期，要有意识地增加排便次数，不要怕麻烦，尽量避免连续多天不排便。另外，平时要多进行收缩肛门的练习，以训练肛门括约肌，也可在便后用温水清洗肛门，放松肛周肌肉。

除了以上几个方面外，肠癌患者在术后还应进行适当的康复锻炼，比如骑自行车、仰卧屈腿等，都可加强腹部运动，促进胃肠蠕动，有助于排便。

下面这套躺在床上就能进行的康复操，对改善肠癌患者术后排便困难的情况非常有效。

第一步：左右摇臀

仰卧在床上，弯曲双膝，两脚稍微分开紧踏在床上，并且脚后跟尽量靠近臀部，左右手分别放在身体两侧，腰腹部用力，抬起臀部左右晃动，重复做4～6次。

第二步：头尾翘起

仰卧在床上，两腿并拢伸直，两手十指相扣放在脖子后面。努力向上抬头，使上身和双脚尽量抬高，再放下，重复做3～5次。

第三步：左右转腰

仰卧在床上，两腿屈膝，尽量使膝盖靠近胸部，两手相扣环抱住膝盖，腰部缓慢发力向左转动双脚后，再向右转动，重复做8～10次。

第四步：仰卧起坐

仰卧在床上，双腿并拢伸直，两手10指相扣放在头后面抱住头部，下身保持不动，上身缓慢用力抬起，放下，如此重复做9～14次。

第五步：按摩腹部

做完以上4步后，仰卧在床上，利用休息的空闲，左手或右手放在腹部上，做旋转按摩，也可促进胃肠蠕动，帮助排便。

• 简单7个小动作，缓解肝癌患者下肢浮肿

家住南京的萧大爷，是位“资深”肝癌患者，多年前就被检查出患了肝癌，手术后一直在家运用中医调理，情况还不错。可是前段时间，萧大爷发现自己的两条腿肿得厉害，用手一按一个坑，就赶紧去医院买了利尿药服用，但吃了一个多月都不见消肿。情急之下，萧大爷打电话向我咨询，问我有没有缓解下肢浮肿的良策。

其实，下肢浮肿的症状在肝癌患者身上很常见，尤其是晚期肝癌患者。程度较轻的浮肿，往往是由于患者的肝功能受损，导致身体对蛋白质的吸收率降低，于是就出现低蛋白血症，从而发

生浮肿。重度浮肿，则主要是由于腹水压迫了下肢静脉或癌栓阻塞，静脉的回流受到阻碍而引起。

另外，当肝癌往肾脏转移时，也会出现重度浮肿。因为肾脏具有过滤的重要功能，经过过滤后，体内代谢的产物会通过肾小球排泄出来，一旦肝癌转移到肾脏，那么肾脏的这种过滤功能就会受到影响，从而导致过滤减少，体内水分因为无法过滤、排出而积聚，于是就造成了下肢浮肿。

所以，当肝癌患者出现下肢浮肿的症状时，先不要惊慌，也不要私自服药，应及时去医院检查，弄清到底是由于哪种原因引起的，然后再根据医生的建议对症治疗。除此之外，简单的小运动也可以帮助肝癌患者快速缓解下肢浮肿，尤其是下面7个小动作，简单易学，比较适合肝癌患者做。

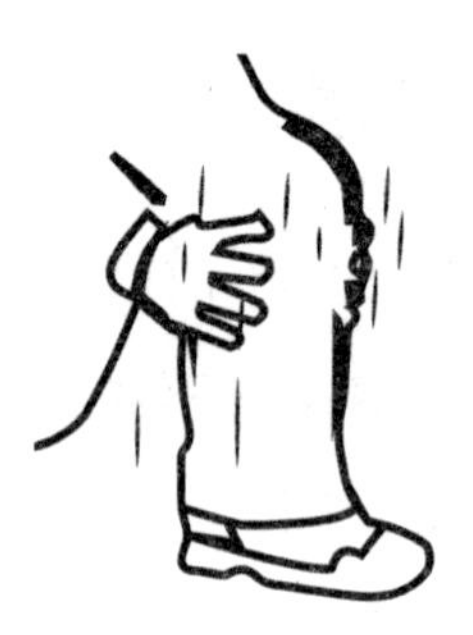

动作一：按摩双腿

坐在矮凳子上，两手紧抱住一侧大腿，微微用力从大腿向下按摩到脚后跟，然后再返回来从脚后跟按摩到大腿根。如此反复按摩15～20遍。

动作二：轻揉腿肚

还是坐在矮凳子上，左、右手手掌夹住一侧小腿腿肚，旋转揉动。注意，不要用力去揉，稍微用力即可。每条腿揉动25～30次，为1节，共做6节。

动作三：轻揉双膝

两脚并排站立，然后缓慢屈膝下蹲。将左、右手分别放在两侧膝盖上，手心对着膝盖，先顺时针方向轻揉20～30次，再逆时针方向轻揉20～30次。

动作四：轻甩小腿

左手或右手扶着墙壁或其他支撑物，抬起一条腿，使脚尖朝上翘起，先向前甩动，之后再向后甩动，每次甩60～80次为宜。

动作五：热水泡脚

每日晚上睡觉前，用热水泡脚，注意水的温度不要过高。

动作六：后扳脚趾

泡完脚后，端坐在椅子上，两腿伸直，然后低头，身体缓慢前倾，用双手十指分别扳住双脚十趾，微微用力向后扳15～20次。

动作七：热搓脚心

将两手掌对搓，直至掌心温热，之后用左、右手掌心搓左、右脚脚心，各搓60次。

• 不起眼的慢跑也能帮助抗癌

慢跑有助于减肥，增强体质，这个大家都了解。但是要说起慢跑能抗癌，可能就很少有人了解了。

慢跑抗癌的原因主要有以下几个方面。

1. 提高人体免疫功能

慢跑能加速体内某些激素的分泌，加快骨髓生成白细胞，而白细胞是癌细胞的克星，有助于杀死癌细胞。同时，慢跑还能增加血液中干扰素和淋巴细胞的数量，这两者也都具有抗病毒及抗癌的能力。

2. 提高机体的代谢能力

机体的代谢能力与细胞癌变息息相关，代谢能力越强，细胞癌变的概率就越小。慢跑能提高机体代谢能力，抑制癌细胞的增长繁殖，防止扩散和转移。除此之外，慢跑过程中身体排汗量增加，体内一些致癌物质如苯、硫、铅等会随着汗水排出体外，这样也有助于防癌抗癌。

3. 改善人体消化和排泄功能

慢跑能在一定程度上增强身体的消化能力，所以经常跑步的人一般食欲都很好。消化能力增强了，就可促进人体对营养物质的吸收，更好地抑制癌细胞的生长。此外，慢跑能加速胃肠蠕动，防止便秘。基于此，处于癌症康复期且食欲低下或便秘的患者，就可以选择慢跑，以改善自身消化和排泄功能，加速康复进程。

4. 有助于消除癌症患者的不良情绪

慢跑过程中，大脑会产生一种叫内啡肽的物质，使人产生身心愉悦的感觉，因此可帮助癌症患者消除疾病带来的不良情绪，释放压力和焦虑，改善神经系统功能。而神经系统良好，就能影响内分泌系统，避免内分泌失调，这样就可以增强身体免疫力，更好地驱逐癌症。

虽然慢跑简单易行，技术含量低，但还是有一些需要注意的事项。

1. 跑步的姿势要正确

慢跑时，应该是脚跟先着地，然后迅速过渡到全脚掌着地。不能开始时就以全脚掌着地的方式跑步，否则易引发胫骨骨膜炎。另外，慢跑过程中摆臂姿势也很重要，应放松肩部，两臂各弯曲约成90°，两手半握拳，自然摆动，前摆时稍向内，后摆时稍向外。

2. 掌握好呼吸节奏

跑步时，要让呼吸的节奏和跑步的频率配合好。一般采用2∶2呼吸节奏，即两步一吸，两步一呼，或3∶3、4∶4呼吸节奏，最好是用鼻子或半张口呼吸。掌握好了呼吸节奏后跑起步来就会感觉轻松很多。

3. 慢跑程序要合理

慢跑之前，应做一些热身运动，以放松四肢和肌肉。慢跑结束后不要立即停止不动，而要缓慢步行或原地踏步，逐渐过渡到静止状态。跑步要从短程开始，逐步增大跑程。运动量的掌握以慢跑后自觉有轻松、舒适感为宜，如果出现呼吸急促、腰腿疼痛，特别是疲乏等不良反应时，应及时停止跑步休息。

• 勤做家务，竟然比运动更抗癌

前不久，王先生向我咨询，他说他母亲今年65岁了，辛苦劳作了大半辈子，后来不幸患了胃癌。经过治疗后，老母亲在家仍然闲不住，总想找点活干，每日都要跟家里人抢着拖地、洗碗、

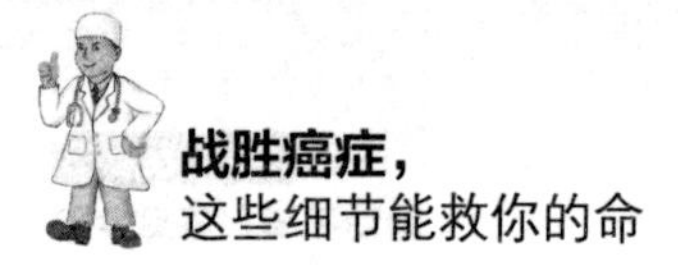

洗衣。而王先生认为，母亲还未康复，理应好好休息，不该干这些杂七杂八的家务活。因此他多次劝母亲，但母亲就是听不进去，还说自己劳作了一辈子，习惯了，天天歇着难受得要死。

对此，王先生不知道该怎么办好，到底该不该让正处于癌症康复期的母亲做家务呢？

很多癌症患者家属都认为，癌症是个要命的病，就算经过治疗，后期能否康复也得看运气。因此家属们对患者照顾得无微不至，所有家务活不论大小，都不让患者插手。但实际上这种做法是错误的。我们强调过，适当运动是癌症患者康复的主要途径之一，并且这个“运动”，并不局限于大家熟知的跑步、散步、打太极等运动方式，做家务也是一种特殊的运动，并且这种运动方式对促进癌症患者康复有积极的作用。

英国牛津大学研究显示，每日花2小时做家务的女性，罹患乳腺癌的风险可降低近10%。中美的联合研究也发现，经常做家务的宫颈癌患者，术后康复的概率比不做家务或很少做家务的患者高近40%。特别是哼着小曲、听着音乐做家务，可以让人更专注，还能提升情绪，放松心态。

另外，还有更多的调查显示，经常进行比较和缓的体力活动，如做家务，其防癌抗癌功效有可能比偶尔进行的激烈运动及休闲活动要大得多。

虽然目前医学研究还没有具体的理由来解释做家务能抗癌的原因，但绝大多数专家都认为，做家务如拖地、扫地、擦地板等，可调动全身参与运动，从而烧燃脂肪，控制体重，达到防癌抗癌的目的。

所以，对于那些年龄较大，且不适合进行其他运动项目的癌症患者来说，可以通过做家务来保持运动量，特别是去附近菜市场买菜，往往比散步效果好。不过我曾经讲过，厨房做饭时高温油烟会产生有毒烟雾，使局部环境恶化，当有毒烟雾长期刺激眼睛和咽喉，损伤呼吸系统细胞组织时，很容易诱发肺癌。

基于此，癌症患者在做家务时，要尽量远离厨房油烟，使用科学的烹饪方法，控制油温。建议多使用微波炉、电饭煲等厨房电器产品，同时经常使厨房保持自然通风，安装性能、效果较好的抽烟机。

Chapter 4

与癌共舞，贵在心态

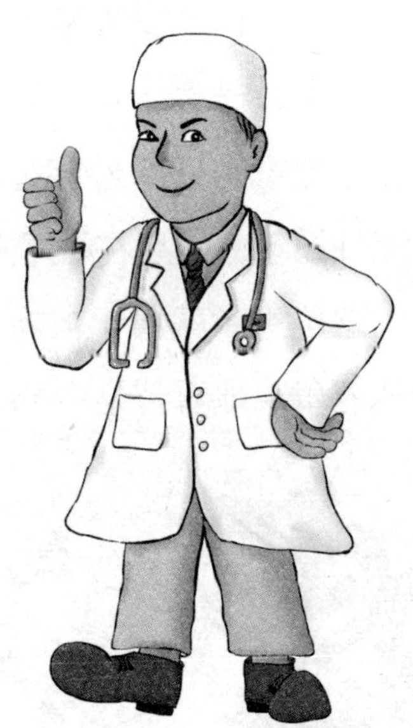

• 不少癌症患者是被“吓”死的

以前我们医院曾经住过一个患者，40多岁，是某市的邮电局局长。他发现肺癌的时候是早期，术后就一直住在我们医院里，全家人都陪着他。自从得知自己患癌后，这位患者一直很恐慌，经常喊医生，说自己这里不舒服那里不舒服，是不是癌细胞扩散了，等等，但是又查不出什么问题。有次我值夜班，这位患者叫醒我，说自己看不见了，可是我明明看到他在看着我，眼睛里也有光，完全是极度恐惧造成的错觉。就这样，此患者在无比恐慌中度日如年，最后在手术3个月后去世了。

这位患者就属于被癌症“吓死”的。他的肺癌属于早期，如果他能乐观地看待这个病，并接受科学治疗，完全可以获得治疗的最佳疗效。但很可惜，这位患者陷入一种癌症认识上的误区，即“癌症等于死亡”，结果过分恐惧，导致病情恶化。

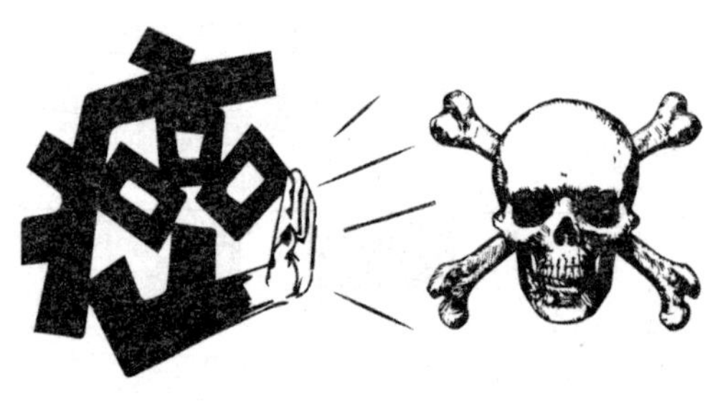

实际上，癌症与死亡并不画等号。

首先，我们身体的许多部位都有可能会发生癌症，并且不同部位的癌症，疗效和预后是不一样的。如乳腺癌、甲状腺癌、膀胱癌、子宫癌等，治疗后的5年生存率都很高，有的甲状腺癌患者甚至可以长期带瘤生存。其次，同一部位的癌症分期不同，疗效和预后也不同。如早期胃癌、早期小肝癌的临床治愈率明显高于晚期肿瘤，可以长期存活。另外，同一肿瘤不同的病理类型，预后也不一样。如甲状腺癌中的乳头状癌，相比那些未分化的癌，预后较好，生存率高。

所以，得了癌症后，我们首先要做的，就是澄清认识上的误区，不能认为癌症就是绝症，而应该在了解自己病情的基础上，积极地去求治。当然，即使是中晚期的癌症患者，也不必着急和害怕，仍然需要认清病情，积极配合，乐观生活。

确诊了病情后，接下来就是治疗了。这里要注意不要错误投医。

很多癌症患者，就是因为对癌症过于恐惧，一听说自己患癌后，就火烧火燎地四处寻医问药，结果却常常因走错了医院、门诊，再加上医生不懂乱治，而耽误了最佳治疗时机。

去年我认识一个患肠癌的女性，本来可以通过内科手段治疗，却因为病急乱投医，选择了一家不正规的小医院，在医院里观察了一段时间，耽误了治疗时机，最终不治而亡。还有一位患肺癌的老大爷，术后化疗，由于用药剂量超标而导致死亡。

这样的例子太多了。所以患者在得知自己患癌后，先不要慌，平静一下情绪，然后理性地选择正规的医院开始治疗。一般确诊了病情后，医生会提出解决方案，对此，患者及家属要积极配合医生治疗。在治疗过程中，如果患者或家属对治疗的措施、效果有疑惑或者顾虑，可以询问医生，通常医生也会耐心地给予解释。不过，一旦确定了治疗方案，患者和家属就要积极配合，不要半途而废。

癌症患者在治疗的过程中，因为担心、害怕，很可能会出现过度的应激反应，如果不及时进行心理疏导，就会加重恐惧感，陷入抑郁状态。这种状态若一直持续的话，就会在心理或生理上促进癌细胞的增殖，加速病情恶化，给治疗带来很大困难。所以对于医生或患者家属而言，要在恰当的时期，耐心地与患者进行沟通，减少患者的恐惧、悲伤、抑郁等，增强患者与癌症作斗争的信心，保持乐观情绪，这样就有利于病情好转。

临床上，也有少数患者在得知自己患癌后，心理上一下子接受不了，恐惧过度，导致精神失常，医学上称之为“症状性精神病”，也属于“被吓死”的范围。

其实，被癌症吓死是最不值的。因为确诊后，你怕或不怕，癌症都在那里。面对这一事实，与其心惊胆战地一天天熬着，还不如想开一点，乐观对待，积极配合治疗，这样反而有利于疾病的治疗，说不定难关很快就会过去。

• 心情与癌症到底有什么关系

中医学经常讲“七情致病”。所谓七情，是指喜、怒、忧、思、悲、惊、恐。七情过激会直接影响内脏生理功能，从而产生各种病理变化。比如《素问》曰："怒伤肝，喜伤心，思伤脾，忧伤肺，恐伤肾。"

而对于癌症来说，心情的好坏对其影响也很大。因为癌症属于心身疾病，不是单纯的生理上的毛病。什么叫"心身疾病"？医学上把心身疾病称为"心理生理障碍"，是指与心理和社会因素密切相关，但以身体症状表现为主的疾病。常见的心身疾病有很多，如胃和十二指肠溃疡、支气管哮喘、高血压、荨麻疹等，都属于这类病。特别是支气管哮喘，生活中我们经常看到，有些本来就患此病的人，心情一激动，就容易发病，这就属于心身疾病。

那么具体来说，心情与癌症的关系又是怎样的呢？

我以前认识一对夫妻，他们感情很好，家庭也和睦幸福。可是天有不测风云，后来丈夫出了车祸不幸离世，妻子痛不欲生，整天以泪洗面，茶饭不思，严重失眠，经常把自己关在家里不出门，甚至连亲人也不愿见。就这样过了半年，妻子有次上厕所发现自己排黑便，就去医院做了胃镜检查，结果被诊断为胃癌，腹膜和腹腔淋巴结已经大面积转移，住院救治了几个月，最终还是没治好，撒手人寰。

由此可见，心情与癌症确实密切相关，尤其是坏心情，是招惹癌魔的罪魁祸首。

从医学角度来讲，心情与癌症的关系如此密切，也是有"证据"的。前面我讲过，我们健康人体内的正常细胞都有突变形成癌细胞的可能，这个“可能”之所以一直没有发生，主要是因为机体正常的免疫系统具有抑制和消灭突变细胞的能力，使其无法突变成癌。但是如果你心情长期不好，就会连累身体免疫系统，使其功能受限，进而通过“心理-神经-内分泌-免疫轴”的作用，促使肿瘤发生、发展。

实验证实：当人在情绪比较好的时候，大脑的情感中枢会分泌一种叫做脑内啡肽的物质，它不仅能镇痛、抗衰老，还能激活免疫系统功能，抑制癌细胞生长，同时调节内分泌功能，使人体细胞活性增强，抗病能力提高。相反，如果你长期处于坏情绪中，如压抑、恐惧等，就会使肾上腺皮质激素分泌增加。这种激素进入血液后，可损害和降低人体免疫功能，引发正常的细胞癌变。

心情与癌症之间的关系，其实是通过身体免疫功能这个“桥梁”来衔接的。也就是说，你心情好了，身体免疫力就提高了，就能防止或抑制细胞癌变；如果你心情不好，身体免疫力就会下降，细胞癌变的概率就会增加。

所以，过度紧张、过度恐惧、过度忧郁、过度悲伤、过度压抑等，这些坏心情都是可怕的“致癌凶手”。而乐观、积极、豁达等心理状态，都是“杀癌剂”，都有助于预防癌症。即便患了癌症，一旦拥有这些富有正能量的心情，对恢复健康也非常有利。

有科学家曾经做过这样一个很有趣的试验：给两组老鼠每日所吃的食物中，加入同样、等量的化学致癌物，但对其中一组老鼠经常进行恫吓，比如不定期敲打鼠笼，在鼠笼旁放只猫等。而对另一组老鼠比较“关照”，给它们一个安逸的环境。结果观察一段时间后，发现经常被恫吓的那组老鼠癌症发病率明显高于另一组。

我觉得这个试验很值得大家深思：目前我们绝大多数人所生活的环境都是差不多的，空气污染、水污染、食物污染等致癌因素，谁都无法避免，可是为什么有的人患癌，有的人却没有？答案可能有很多，但有一个答案肯定不容忽视，那就是心情！所以，如果你无法左右你的心情，那么你也很可能没法阻止癌症。

• 你可能从没听说过的“癌症性格”

乍看本节标题，可能很多人都不解：性格也与癌症有联系？怎么可能呢？

性格虽然是每个人独有的特性，是区别于他人最明显的地方之一，但是一个人的性格又与其他人的性格具有一些普遍性和共性。所以生活中我们经常听到有人说：×××的性格像他爸或者像他妈，这就说明不同人的性格很可能有一些类似的东西。

那么，人的性格到底分为几种呢？它们与疾病之间有何联系？哪种性格才属于“癌症性格”？

目前心理学家把人的性格分为A、B、C、D 4种主要类型，它们各自的特点与疾病之间的关系如下。

A型性格与疾病

这类性格就是我们俗话说的“急脾气”，主要表现为好冲动、固执、急躁、匆匆忙忙、大声说话、竞争意识特强、好争辩等。研究发现，具有A型性格的人容易患心血管疾病。因为这种人在长期的心理、社会应激状态下，神经内分泌系统处于高唤醒状态，心血管系统呈高反应性，血液中的肾上腺素、去甲肾上腺素持久分泌增高，从而造成血压升高、心率加快、外周血管阻力升高和心脏负荷增加等血液流动力的改变，因此容易导致心血管系统疾病。

B型性格与疾病

具有这类性格的人性情随和，不喜欢与人争斗，生活方式悠闲自在，不争名利，对成败看得较淡，也不太在意成就的大小，对生活和工作容易满足。因此B型性格可以说是一种好性格，具有这种性格的人身体状况往往要好一些，不易患病，尤其是慢性病。

C型性格与疾病

这类性格主要表现为性格内向，表面上逆来顺受、毫无怨言，内心却怨气冲天、痛苦挣扎，有精神创伤史（如童年的不幸遭遇，被家暴、性侵、遗弃等）；情绪抑郁，好生闷气，不爱宣泄，生活中一件很小的事情可以焦虑不安，心情总是处于紧张状态；表面上处处牺牲自己为别人打算，内心又不情愿；遇到困难，开始时不尽力去克服，拖到最后又要做困兽之斗；害怕竞争、逃避现实，企图以姑息的方法达到虚假的心理平衡等。

研究发现，具有C型性格的人容易患癌症，而“C”正好是癌症的英文“cancer”的第一个字母，所以专家们又将其称为“癌症性格”或“肿瘤性格”。

D型性格与疾病

这类性格被称为“忧伤人格”，心理压力较大、情绪易波动，对生活悲观、紧张和不愉快，容易恼怒，日常生活中很少有个人联系，与陌生人在一起时常感到不舒服。研究证实，具有D型性格的人最容易患抑郁症，同时也易患心血管疾病和糖尿病。

癌症性格最“青睐”哪几种人呢？

第一种人：自我要求比较高的人。这类人属于完美主义者，对自己和对别人都很苛刻，所以经常对事情和人感到不满意。

第二种人：人际交往比较困难的人。这类人有事爱闷在心里，压抑自己，封闭自己，遇到困难也不寻求帮助，让别人感觉清高、孤傲，不易接近。

第三种人：抗挫能力较差的人。遇到困难、挫折，容易产生消极、负面情绪，表现为长吁短叹，觉得自己无法克服等。

总之，性格与癌症关系非同一般，性格不好，容易产生负面情绪，而在负面情绪的长期作用下，体内平衡容易被打破，从而使癌细胞突破免疫系统的防御，形成癌症。

• 是否有癌症性格，一测便知

了解了癌症性格，可能有人会说：吴教授，我的性格的确不太开朗，但我不确定到底是否属于癌症性格，有没有什么简单的方法能测试一下呢？

英国著名心理学家劳伦斯·莱森教授编写的C型性格问卷，

可帮助我们辨别自己的性格是否属于癌症性格。

1. 当你感到非常愤怒时，能否把它表达出来？

2. 不管出了什么事，你是否都尽可能把事情做好，连怨言也没有？

3. 你是否认为自己是个可爱、很好的人？

4. 你是否在很多时候都觉得自己没什么价值？是否经常感到孤傲，被别人排斥和孤立？

5. 你是不是正在全力做你想做的事？你满意你的社交关系吗？你对于常常能发挥你的潜力相当乐观吗？

6. 如果现在有人告诉你，你只能再活6个月，你会不会把正在做的事情继续下去？

7. 如果有人告诉你，你的病已经到晚期，你是否有种解脱感？

理想的答案是：1. 是；2. 否；3. 是；4. 否；5. 是；6. 是；7. 否。如果你对上述问题的回答中，有两个以上与上述答案相反，就说明你很可能具有癌症性格。

这里必须说明的是，发现自己具有癌症性格，不一定真的会患癌症，千万不要对照了上述标准后，认为自己符合其中的几条，就整天担心自己会不会得癌症，心理上有了负担。要辩证地看待癌症性格与癌症的关系，也就是说，有了癌症性格，得不得癌症，是概率事件，不是绝对化的。就像吸烟，经常吸烟会增加患癌症的概率，但不一定会患癌，而不吸烟的人也不是一定不会得癌症。

所以，当你发现自己的性格属于癌症性格时，不用害怕，关键是你如何改正性格中的不良因素，学会正确地对待身边的人和事，如何通过合理渠道宣泄自己的不良情绪，增强身体抵御癌症侵袭的能力。

俗话说“江山易改，本性难移”。修正性格不是件容易的事，如果你觉得单靠自己的力量难以克服性格弱点，此时就需要向家人或朋友寻求帮助，甚至向专业的心理医生求助，在专业人员的引导和帮助下，可以更顺利、更快地修正癌症性格，从而将患癌的概率降到最低。

• 端正抗癌心态，才有可能重获健康

有位癌症患者，被确诊后医生告诉他：“你只剩下了三年的生存期，早点做打算吧，想吃什么就吃什么……”换了一般人，听到这个噩耗肯定难以承受，很可能就一蹶不振了。可是这位患者呢，心态一向很好，即便面对患癌的残酷事实，他依然能泰然处之，坚定自己的信念，积极乐观地骑自行车旅行，游览了祖国的许多名山大川。据说光车胎就磨坏了好几个。正是由于他这种乐观的抗癌心态，激发了体内的免疫功能，配合及时有效的治疗，最后竟然出人意料地恢复了健康。

由此可见，患癌后，端正抗癌心态，乐观对待癌症，并积极配合治疗，是战胜癌症、重获健康的重要秘诀。但是在现实生活中，像上面那位癌症患者的少而又少，大多数患者得知自己患

癌后，往往是“如雷轰顶”，进而“悲痛欲绝”。也有部分患者思想上走极端，疑惑自己做了一辈子好人，为什么到头来会患上“绝症”？难道真的是“好人不长寿，坏人活千年”？

这些偏激的想法，主要源于错误的抗癌心态。实际上，面对癌症，生气、痛哭，能解决问题吗？不但不能，反而会加重病情！因为怒气会使体内的不良激素水平增高，由此可损伤免疫功能而引发多种健康问题，这显然对于癌症的治疗非常不利。

那么，患者在得知自己患癌后，如何端正心态，乐观、从容地去与癌症作斗争呢？

1. 要树立正确的抗癌观

患者要正视自己“已经得了癌症”的现实，尽量保持镇定和乐观的心态，抓紧时间积极地去治疗。俗话说“知己知彼，百战不殆”。要想战胜癌症，就必须先了解它，所以这个时候患者应该多跟医生交流，了解癌症的治疗知识，以便为接下来的治疗做好思想上的准备。其实，如果你真正了解了癌症，心里的恐惧和担心就会消除很多。

2. 对癌症的治疗充满信心和希望

由于大多数人对癌症知之甚少，常把癌症称为“不治之症”，并且有“十个癌症九个埋，剩下一个不是癌”的说法。这样的传言使得相当多的患者，在得知自己患癌后，悲观失望，甚至彻底放弃治疗，听天由命，结果导致癌细胞肆意扩散，最后再想治也治不好了。实际上，癌症的根治率虽然比较低，但并不是绝对不能治的。随着现代医学技术的飞速发展，很多癌症患者已经治愈，因此癌症患者不要过于悲观，要对治疗充满信心和希望。

3. 找出自身致癌因素，自我调节

癌症的发生，是外界因素和患者自身因素共同导致的。外界因素一般我们很难改变，但是自身因素却可以自我调节，如吸烟、喝酒、爱吃致癌食物、熬夜、性格急躁或忧郁等，这些致癌因素都可以改正。所以患者不幸患癌后，应在医生的帮助下积极寻找患病因素，把它们一一罗列出来，然后想办法克服、改正。这样可减少致癌因素的危害，同时也有助于接下来的治疗。

4. 积极寻求社会和家庭的帮助

癌症的康复过程很漫长也很复杂，在此过程中患者会经常伴随较大的心理变化，难免会出现一些不良情绪，如果不及时排除就会影响治疗效果。所以癌症患者要事先认识到这一点，不应该把自己孤立起来，而应该积极寻求医院、家庭和社会的帮助。对于医院，患者要尊重和信任医护人员，积极主动配合治疗；对于家庭成员，患者要以自己的乐观去感染家人，体谅和感谢家人的照顾；对于社会，患者要注意与病友搞好关系，相互交流抗癌经验和体会，从中吸取力量。

• 学会表达情绪，不伤人不伤己

今年65岁的曹先生，是广东某电子科研所的一名退休人员，本想退休之后安度晚年，谁知半年前被诊断出患有大肠癌。得知这个消息后，曹先生悲痛欲绝，本来爱说爱笑的他，一下子变得沉默寡言，整天把自己关在家里不说一句话，经常默默流泪。家人见状也很心痛，多次尝试与其沟通，希望能帮助他放下思想包袱，好好接受治疗。可是不管家人怎么劝说，曹先生说得最多的一句话就是：你们都不用管我了，反正我也是等死，废人一个！

曹先生的这种做法，实际上就是不懂得如何表达自己的情绪。

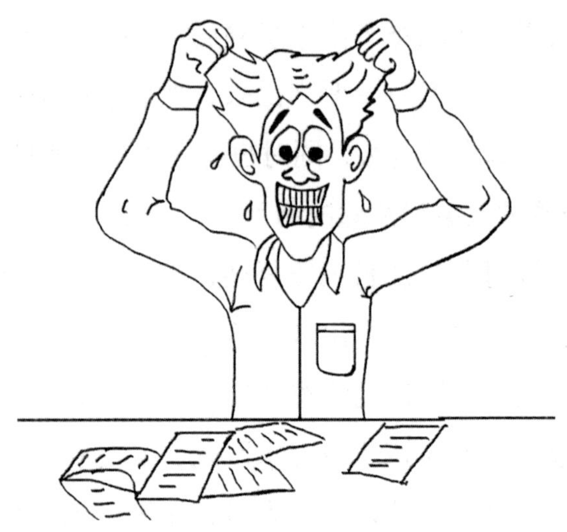

对于癌症患者本人来说，得到患癌的消息后，刚开始心理上肯定难以接受，因此就会出现抑郁、恐惧、焦虑、愤怒等负面情绪。这些坏情绪如果长期存在的话，不仅会影响患者的康复，还会促进癌症的复发和转移，而且还很容易给别人带来不适感。

因此，癌症患者要学会管理和调节自己的情绪，尤其是要学会如何表达情绪，不能让坏情绪在内心里越攒越多，否则就会像高压锅一样，因为得不到释放而最终发生爆炸。那么如何表达情绪呢？表达情绪有个原则，就是必须以不伤害别人和不伤害自己为前提，必须符合社会规范的方式，不然即便疏解了原来的负面情绪，却又常会因为不符合社会规范而遭到责备，于是产生更多的新的负面情绪，那样的情况会更糟。

癌症患者可以通过以下几个途径表达自己的负面情绪。

途径一：向自己表达

向自己表达情绪，就是冷静下来，清楚地去认识自己此时此刻正处于一种什么样的情绪状态中，在心里多问问自己：我这是怎么了？我为什么要这么想、这么做？认清了自己的情绪状态，摸清了导致情绪的源头，你的心情就会逐渐平静下来，理智地去思考问题。

途径二：向他人表达

癌症患者最忌封闭自己的心扉，一旦把自己孤立起来，不与别人交流，病情很快就会加重。所以当出现负面情绪时，患者一定要鼓励自己多找亲朋好友聊天，向他们诉说自己内心的苦恼。记住，一定要找那些平时与你关系不错，并且能够理解你，有默契的人去诉说，这样才能在交谈中产生互动，获取更多地来自他人的安慰和鼓励。

另外，癌症患者在向他人表达情绪时最好直接告诉对方自己的感受，不要拐弯抹角，否则别人很难摸清你的想法。表达时也不要激动，而是平静不带情绪地去表达，这样让倾听的人心理上也感觉舒适。可以用“当……我觉得……因为……我希望……”这样的表述形式去与别人沟通，能起到很好的沟通效果。

途径三：向环境表达

“感时花溅泪，恨别鸟惊心”，大自然是一位无语的倾听者。癌症患者感觉心情压抑、苦闷的时候，不妨出去旅游，站在高山之巅看苍穹，或者站在大海之边看海浪的时候，就会觉得心情好了很多。除此之外，还可以到没人的地方大声吼几嗓子，或者伴随着音乐唱一曲喜欢的歌，这些方法都有助于释放负面情绪。

途径四：升华表达

升华表达负面情绪是最健康的情绪表达法。就是把你的情绪和情感，升华为一种对自己、对他人、对社会都有好处的动力。生活中我们发现，心情好，看什么都好；心情不好，看谁都别扭，而且容易产生攻击行为。所以癌症患者在情绪低落时，不妨有意识地鼓励自己多做些有益于他人的事情，这样别人会因为你的积极向上而乐意和你在一起，同时也会对你的帮助施以回报，从而能愉悦身心，有助于身体恢复。

• 合理宣泄情绪，这7个方法很实用

《黄帝内经》曰："悲哀忧愁则心动，心动则五脏六腑皆摇。"不良情绪如果不及时宣泄出去，在内心积压的时间长了，就会导致各种各样的疾病。对癌症患者而言，亦是如此，如果不懂得合理宣泄情绪，不仅会加重病情，还很可能对他人造成危害。

前段时间有位张先生给我打电话，他说他妻子自从2个月前被诊断患了乳腺癌后，心情一直低落，再加上她脾气本来就不好，现在更是因为一些鸡毛蒜皮的小事拿家里人撒气，经常跟家里人吵架，摔碗砸盆。刚开始家里人还对她很包容，可是后来妻

子脾气更加暴躁，经常无理取闹，还经常跟邻居发生矛盾。对此，张先生很苦恼，不知道该怎么办才好。

其实，张先生妻子的这些言行，都是宣泄不良情绪的表现。宣泄情绪有很多方式，有的方式是积极合理的，不会伤害自己和他人，而有的方式就不正确，比如生气骂人，和人吵架，甚至因情绪失控而动手伤人等，这些都很容易酿成悲剧。

所以，癌症患者在宣泄内心的不良情绪时，一定要选择合理的方式，尽量在不危害他人的同时，对自己的身心健康也有一定益处。对此，下面这些方法很有效。

1. 放声大笑

放声大笑对于宣泄不良情绪有着特殊的效果。研究发现，人在大笑时，心肺、脊背和身躯都得到了快速锻炼，胳膊和腿部肌肉也都受到了刺激。而大笑过后，血压、心率和肌肉张力均会降低，从而使人更加放松。但是身患癌症，如何才能放声大笑呢？可以看一些搞笑的喜剧片、读一读幽默故事，或者跟那些总是能逗你笑的朋友打电话，这些方式都可以在不自觉中让你开怀大笑，从而忘掉内心的不快。

2. 哭泣

哭泣也是一种较好的宣泄情绪法。宋代女词人李清照就喜欢用“哭”来表达内心的郁闷。例如：“物是人非事事休，欲语泪先流”“花舞花落泪，花哭花瓣飞”等。所以不管是女性癌症患者，还是男性患者，心情压抑的时候，都可以找个没人的地方痛痛快快地大哭一场，借助眼泪起到排解痛苦和压力的功效。

3. 运动

运动不仅能帮助癌症患者增强体质，提高身体免疫力，还能缓解压力，排解不良情绪。因为运动能使身体产生一种叫做内啡肽的激素，能愉悦神经，调节心情，让人感到高兴和满足。不过对于癌症患者来说，不宜选择运动量大的项目，应参加一些缓和、沉稳的运动项目，如打太极拳、慢跑、骑车等，既有助于康复，同时又能帮助宣泄坏情绪。

4. 写出来

很多癌症患者在治疗过程中，都写“抗癌日记”，这一点做得很好。借助于文字，把自己每日的感受和心情写出来，可以起到宣泄情绪和整理思路的作用，而且这些保存下来的文字，多年后重新翻阅，会有意想不到的感觉，会见证内心成长。

5. 转移法

当内心产生负面情绪时，不妨转移注意力，借助其他事情来回避，如看电影、看书、听音乐等，也可以约上好友出去散步。等你做完这些事情后，很可能之前的那些负面情绪就消失了。

6. 理智调控

面对癌症导致的负面情绪，患者可以运用自我暗示、自我安慰、自我激励等理智调控的方式进行自我疏导。如自我安慰，癌症患者可以这样安慰自己：“不能把癌症太当回事儿，不就是麻烦一点的慢性病嘛，只要积极配合治疗，肯定能治好的。”

7. 自我放松

深呼吸、闭目养神、洗热水澡等这些自我放松的方式，也可以帮助癌症患者宣泄和处理情绪，使情绪恢复平稳。

直面癌症带来的“死亡恐惧”

癌症的致死率很高，很多患者都会面临死亡焦虑的困扰，尤其是晚期癌症患者，很容易对治疗失去信心，进而对“死”产生恐惧。

去年有位60多岁的晚期食管癌患者主动找到了我，他说自己以前是个很要强的工作强人，性格也很开朗，但是面对癌症，却突然觉得一切都没有了意义，每日早上一醒来就会意识到自己要死了，仿佛死亡很快就要发生。所以想到即将面临的死亡，他内心非常恐惧，不知所措。

我告诉这位患者，晚期癌症并不是就没救了，只要认真配合治疗，还是有很大的康复可能。最后，我跟他提了一些应对死亡恐惧的建议，他听了之后觉得很有道理，心情也舒坦了许多，表示回去后一定会配合治疗。半年后，这位食管癌患者给我打电话报喜：“吴教授，谢谢你，我食管的癌肿缩小了，现在一点也不担心死亡了，这都多亏了你的开导……”

其实，癌症并不可怕，它只是一种程度相对较重些的慢性病罢了。临床上，带瘤生存数十年的癌症患者并不少见，恢复痊愈的也有。但是要想彻底治好癌症，摆脱死亡的威胁，单凭药物和手术还远远不够，还需要患者自身有足够强的免疫力。如何拥有强大的免疫力？乐观、自信的心态很重要，如果动不动就想到

“死”，对“死”充满恐惧、焦虑，必然会背上心理包袱，降低自身免疫力，从而加重病情，降低治愈的可能性。

退一步来讲，就算你的癌症没治了，很快面临死亡，又有什么可害怕的？江南才子唐伯虎曾经说过“生在阳间有散场，死归地府有何妨。阳间地府俱相似，只当漂流在他乡”。生命有始有终，有出生就有死亡，每个人最后走多远，往往身不由己，谁也无法预料，与其心怀恐惧地熬过最后的日子，不如潇潇洒洒地挥手离去。

以上道理可能谁都懂，但是真正要帮助癌症患者摆脱“死亡恐惧”，并不是件容易事儿，需要患者及其家属共同努力。下面就为大家介绍几种方法。

第一，家属要对患者表现出的“死亡恐惧”予以重视。家庭是癌症患者的心灵港湾，当患者出现对死亡的焦虑和恐惧时，家属不应当面指责患者“胡思乱想”“没事找事”，应该理解患者此时对死亡的复杂心态，耐心地安慰患者，帮助患者树立信心。

第二，患者要尽量充实自己的生活，多与外界接触。如果患者总是自己闷在屋里，无事可干，就容易胡思乱想，出现不良情绪。所以癌症患者要有意识地鼓励自己多走出去，跟其他人一块跳跳舞，参加社区活动等，将注意力转移到外界。而对于家属来说，也要在日常生活中多肯定和多表扬患者，比如表扬患者把家里收拾得很干净、饭菜做得好吃等，这样能增强患者的自信。同时，对于行动不便的高龄患者，家属还应该多带老人到外面走走，每日抽时间与老人聊聊天，消除老人的孤独感。

第三，不要刻意回避死亡话题，在恰当的时机谈谈生死。很多癌症患者由于恐惧死亡，在与亲朋好友聊天时总不愿提起这方面的话题。实际上，有些过分担心的事情总是闷在心里，最容易出问题。所以患者不妨在与家属的沟通中，大大方方地把“死”拿出来聊一聊，说出自己内心的担忧和困惑，说不定倾诉之后，心里反而对死不那么害怕了。

而家属在与患者谈死亡的时候，语气一定要委婉，掌握好谈话的时机，尊重患者内心的感受，千万不要让患者误以为家属在嫌弃自己。对此，家属可以以患者的某位朋友去世为话题，请患者讲讲与这位朋友过去的交往，借机引出患者对死亡的看法，然后针对患者内心的焦虑进行开导。这样就能摸清患者心里究竟担心的是什么，从而解开其心结。

总之，面对癌症，患者表现出的“死亡恐惧”心理，是可以理解的。人的生命只有一次，谁能够不为面临的死亡威胁而感到恐惧呢？关键是如何进行疏导，让患者从容面对，同时也有助于治疗，这就需要患者本人、医护人员及患者家属的共同努力。

• 音乐疗法，轻轻松松挫败癌细胞

一次，患了肝癌的孙先生找我看病。我根据他的病情给他开了一些药方，同时还选了一些歌曲让他回去听。孙先生有些不解：吴教授，治病主要是吃药、动手术，怎么还听歌呢，难道这也能治病？我说，音乐能陶冶情操，自然也能治病，你只管按我说的去做吧。结果，几个月后，孙先生高兴地告诉我，他的病情好多了，特别是听音乐，现在都听上瘾了，没事就听……

其实，音乐能治病并不稀奇。我国早就有音乐治疗的理念，战国时期医学著作《黄帝内经》有五音、五行和五脏关系的论述，指出五音和五脏有特定的联系，各脏有病其发声常出现与之相应的音阶，各音阶又会侧重影响与之相应的脏腑，即宫通脾、商通肺、角通肝、徵通心、羽通肾，并指出五音对人的身心健康有很重要的作用。另外，在《太平经》《养生论》《乐记》《论衡》等文献中，也蕴含着丰富的音乐治疗思想。这些文献资料，不仅证实了我国历史上很早就有了利用音乐治疗身心疾病的先例，而且为今天的音乐疗疾奠定了基础。

癌症患者大多会出现紧张、抑郁、焦虑等不良情绪，长期如此会导致机体免疫力下降，不利于康复。而通过音乐疗法，就能缓解和改善患者的这些不良精神状态，恢复和增强机体免疫功能，达到控制和消灭癌细胞的目的。

音乐治疗除了能调节患者的情绪外，还具有镇痛的功效。懂点神经学的朋友都知道，人的听觉神经中枢与痛觉中枢，位置离得很近，都位于大脑的颞叶部分。音乐刺激引起的听觉神经中枢的兴奋，可以同时产生对痛觉神经中枢的抑制，因此可以达到镇痛的目的。另外，音乐还会刺激大脑分泌内啡肽，内啡肽是一种能使人快乐并且具有镇痛作用的物质，所以患者在专心听音乐的时候，肢体疼痛感就会随之减轻。

国外有研究曾证实，在手术过程中，给患者听音乐，可使麻醉药的剂量减少一半，术后的恢复期可大大缩短，甚至不用镇痛药。

但是，癌症患者使用音乐疗法，也讲究“对症下药”。因为不同风格的音乐其治疗作用是不一样的。例如：欢快、热烈的音乐可以使人忘掉忧伤和烦恼；悠扬、抒情的旋律可使人放松身心，缓解机体的紧张和疲劳，等等。所以患者在选择音乐治疗时，要根据自己的情况和需要加以选择，不要选那些能使人产生厌烦和消极情绪的音乐，否则听了之后不但不会对病情有缓解作用，反而会加重病情。

另外，癌症患者在听音乐之前，最好先了解此音乐的创作背景及描写内容，这样有助于听的时候更全身心投入。家属可以陪患者一块听，听完后相互交流，这样可促进家庭成员的亲密关系，增强患者的家庭支持。

下面这几个音乐处方供大家参考。

◆具有抗焦虑、制怒作用的音乐，如《同舟共济》《化蝶》《江南好》《春风杨柳》《蓝色多瑙河》《小夜曲》等。

◆具有抗抑郁、振奋精神的音乐，如《心花怒放》《命运交响曲》《喜洋洋》《春天来了》《梅花三弄》等。

◆具有催眠、安定作用的音乐，如《摇篮曲》《二泉映月》《春江花月夜》《梦幻》《绿色小夜曲》等。

◆具有增强食欲作用的音乐，如《北国之春》《花好月圆》《雨打芭蕉》《餐桌音乐》等。

◆具有解除疲劳作用的音乐，如《走在乡间的小路上》《矫健的步伐》《假日的沙滩》《大海啊！故乡》《锦上添花》等。

• 隐瞒还是坦白病情，家属究竟该如何选择

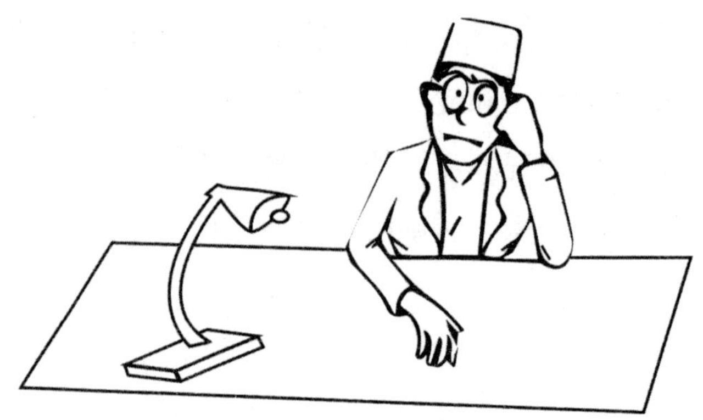

前面我讲过，很多癌症患者是被吓死的，也正是由于这个原因，不少家属出于对患者的保护，不愿如实告诉其患癌的事实。但是这样做，真的是为患者着想吗？我们先来看下面这个真实的事例。

有位老大爷，被诊断出肺腺癌时自己不知情，家人担心老人受不了打击，就撒谎告诉他是肺的慢性炎症。由于他的肺腺癌错过了手术机会，医生建议使用靶向治疗，服用易瑞沙，这样治疗效果不错。可是易瑞沙有很严重的副作用，老大爷服用了一段时间后，难以忍受，就开始怀疑：治疗炎症的抗生素有很多，为什么医生偏偏给我开这种副作用大的药？于是他抱怨医生，更抱怨家人，怎么一个慢性炎症把我弄成了这样。最后，老大爷干脆私自停药了，无论家人怎么劝都无济于事……

这位老大爷最后的治疗效果可想而知。设想一下，如果他家人当初不故意隐瞒病情，而是坦然地告知，老大爷可能会积极配合治疗，病情也会控制得很好。可是，就因为这样一个所谓的“善意的谎言”，最终很可能就让老大爷过早离世！这其实是件多么悲哀的事情。

俗话说“纸包不住火”。很多癌症患者刚开始的时候，可能对家属和医生的隐瞒不怀疑，但是随着治疗的进行，尤其是需要放疗、化疗的患者，就会开始疑神疑鬼，一旦知道了自己患的是癌症，很可能精神一下子就垮掉了，这样对于后期的治疗显然是很不利的。相反，如果家属能够如实告知患者病情，同时对患者进行关心和疏导，那么患者的情绪从刚开始的抑郁会慢慢转为平静，这样就有助于接下来的治疗。

另外，如果患者不知道自己的真实病情，就很难配合治疗。例如：患肺癌的患者，当他不清楚自己得的是肺癌时，之前吸烟的坏习惯可能就很难戒掉，同时可能也不愿意去做手术甚至化疗，这样就容易放弃治疗，后果不堪设想。

所以，面对癌症患者，家属应该尊重其知情权，如实告知患者的病情，让患者能够积极主动地参与治疗，并且通过更多地了解疾病的信息，更好地与癌症“战斗”。

但是，该怎样如实告知患者的病情，这里面也有讲究，并不是说家属拿着诊断书直接就对患者说：“你得的是癌症！”这样的告知方式也会对患者产生很大的负面影响。一般来说，家属告知病情，要遵循以下几个原则。

第一，选择合适的时间、地点和方式。在告知患者病情的时机上，家属要选择患者心情相对好的时候，或者是在疾病治疗比较有效的时候，这样可减少患者负面情绪的产生。在地点选择上，如果是在医院，就应该选择比较安静的地方，既有利于家属和患者沟通，同时也保护患者的隐私。而在告知的方式上，家属要充分与患者沟通，不能三言两语就完事，最好有医生陪伴，能充分解答患者的疑问，使患者对治疗充满信心。

第二，根据患者的性格确定告知病情的方法。对于性格内向、情绪不稳定的患者，家属不要直截了当地告知，应该委婉地“拐弯抹角”，防止患者因情绪冲动而做出过激行为。相反，如果患者性格开朗、情绪稳定，就可以直接告知病情。此外，对于早中期的癌症患者，家属最好直接告知病情，这样能让患者了解需要进行的治疗方式，以及治疗过程中可能出现的情况。而对于晚期癌症患者，家属应逐步告知，措辞婉转，同时做好思想准备，以防患者出现异常的情绪和行为。

第三，与医生商量后决定告知病情的内容。家属告知患者病情，需要告知哪些内容，说到什么程度，都是非常重要的。但是家属不可能对患者所患的癌症有足够的了解，特别是目前的医疗水平对此病的治疗情况，而这些信息又是患者非常关注的，决定着患者以后治疗的信心和希望。所以，家属在对患者告知病情之前，最好先和医生充分沟通，共同商量后再进行告知。

总之，不管采取什么样的方法告诉患者病情，家属一定要努力做到两点：一是说服患者积极配合治疗，二是帮助患者树立战胜癌症的信心和勇气。达到这两个目的，就说明你的病情告知做得很成功了。

• 家人的陪伴，是癌症患者最好的精神支柱

在我所接触的癌症患者中，有位患舌癌的刘女士最让我痛心。

刘女士患癌的时候才34岁，一直以来与丈夫感情不好，所以刚得知患舌癌时她没有跟丈夫说，直到手术后才告诉。丈夫一听她患的是癌症，脸色都变了，一句安慰的话都没有，从此早出晚归，像躲瘟神似的躲着妻子。因为手术，刘女士整个脸都歪了，说话不清，三十出头的人一下子老了很多。丈夫的疏远和疾病的折磨，让刘女士身心俱疲，经常出现自杀的念头。就这样仅仅一年多以后，刘女士就因为癌症扩散而含泪离世。

实际上，刘女士的舌癌并非晚期，如果当时她能得到家人的关爱，积极主动地去治疗，是完全可以康复的。

现实生活中像刘女士这样的情况虽然不多，但是患者受到各种程度的冷落情况却不少见。对于癌症患者来说，得了癌症，无论是经济上、物质上还是生活照顾上，都离不开家人，而更重要的是，家人的精神支持，是其他人所不能替代的。所以，家有癌症患者，家属一定要多陪伴对方，多给予患者心理支持，使患者心中有爱，有牵挂，这样他才会有足够的勇气去面对癌症。

首先，癌症患者家属，在得知亲人患癌时，一定要表现出与其共渡难关的意愿。当然，在最初听说亲人患癌时，家属不可避

免地要出现痛苦、焦急、恐惧的情绪，实际上患者本人也会出现这种感觉。但是作为家属，不能一味地将这些负面情绪传达给患者，否则会加重患者心理负担，对治疗失去信心。家属正确的做法应该是：掩藏起自己内心的悲痛，乐观地面对患者，耐心倾听患者表达和宣泄情绪，帮患者树立战胜疾病的信心，并表现出和患者共渡难关的意愿。这样的情感可以让患者真诚地感受到来自亲人的关爱，从而逐渐坚强地面对癌症。

其次，不能忽冷忽热地对待患者。很多癌症患者家属，因为工作忙碌，不能始终如一地照顾患者，但一定要提醒自己，对待患者不应忽冷忽热。因为患者大部分时间都是待在家里，心情本来就不好，如果家人对其忽冷忽热，更容易导致其情绪波动。特别是上了年纪的癌症患者，有病时最希望子女陪在身边。所以作为子女，即便没时间天天陪伴，也尽量要做到经常打电话问候，关心患者，而不是等患者病情加重时才“关怀备至”，这样才有利于患者的恢复。

最后，患者经过治疗出院后，家属应该为其创造温馨的环境和良好的家庭氛围，让患者安心休养。在患者康复过程中，家属要协助患者安排好营养和康复训练的相关事宜，让患者在感动中升华自身的价值。而一旦患者病情恶化，产生死亡恐惧时，家属要耐心倾听患者的心声，帮患者完成未尽事宜，实现合理愿望，并陪伴患者克服死亡恐惧，让患者在温暖、安详中走完最后一程。

总之，家庭是患者的支柱。在与癌症较量的过程中，来自亲人的关怀和照顾，对患者身心的帮助，远远胜过吃药打针。所以患者家属一定要铭记：爱的陪伴，是患者康复的最坚实的力量！

• 放下面子，积极寻找“心”的援助

去年在一次有关癌症的讲座中，我曾经问过听众们一个问题：患了癌症，有必要去看心理医生吗？结果，90%的人都回答：没必要。问及原因，很多人都说，癌症就是身体疾病，只有手术和药物才能消除，为什么还要进行心理治疗？

这样的想法其实是非常错误的。癌症是种慢性病，也是身心疾病，无论在患病阶段还是治疗及康复阶段，心理因素都起着非常重要的作用。如果患者心理压力过大，吃不好，睡不香，身体就会更加虚弱，从而形成恶性循环，影响治疗效果。

另外，大部分人认为癌症患者不需要看心理医生，还因为一个“面子”问题。在很多人的意识里，看心理医生就是脑子有病，是精神病，所以不少患者为了不被别人指责为“脑子有病”，就不会去看心理医生。还有一些患者，患癌后觉得很羞耻，因为他们对癌症存在认识上的误区，或者认为癌症会传染，或者认为癌症会非常疼痛，死得很惨，而在人们的观念里，只有有罪之人才会死得很惨，被大家瞧不起。甚至还有人认为，得癌症属于“因果报应”，可能是自己做了什么坏事得到了报应，即便没干过坏事，但还是害怕别人会这样看自己，因此内心的羞耻感逐渐强烈，最终产生严重的自卑感和孤独感。这样的情绪状态

如果长期积压得不到疏泄的话，必然会降低患者的身体免疫力，不利于身体的康复。

但是我这样讲，并不是说所有的癌症患者都应该去看心理医生。有些人患癌后，心态很好，乐观、坚强，情绪上也没有太大波动，就不需要再去看心理医生了。但是有一些患者，是很有必要去寻求心理帮助的，尤其是处于以下情况的癌症患者。

情况一：处于严重的抑郁或焦虑状态。抑郁或焦虑情绪过于严重，很容易引发抑郁症或焦虑症，而这两种精神疾病自行好转的可能性很低，并且会对癌症的治疗、康复产生严重影响。所以处于这两种情绪状态中的癌症患者，应尽快求助心理医生，必要时借助药物辅助治疗。

情况二：患癌前曾经有过情绪问题。有些癌症患者，在被检查出癌症之前就有过抑郁症、焦虑障碍等情绪问题，那么在患癌后很容易因为情绪波动较大，使之前这些情绪问题复发，或者引发新的情绪问题。这种情况也需要及时求助心理医生。

情况三：曾经有亲人死于癌症或最近失去了亲人。这两种情况都容易使患者回想起亲人因疾病死亡的痛苦情形，从而产生悲观消极的想法，并对癌症治疗产生恐惧，甚至出现自杀念头。

情况四：药物的副作用比较大。有些癌症患者在药物治疗过程中，会产生很多不适症状，这些生理上的不适会引发烦躁、焦虑、抑郁等心理问题。此时也应该寻求心理医生的帮助，想办法进行干预，以尽快减轻痛苦。

情况五：头晕、恶心、失眠、疲劳等这些生理症状往往伴有心理方面的原因，通过心理医生的帮助，能更好地改善和减轻这些问题，比如通过抗焦虑治疗可缓解患者疼痛、失眠等症状。

目前国内专门为癌症患者提供心理援助的医务人员非常少，对于需要心理治疗的癌症患者来说，如何及时找到心理医生也需要讲究一些方法。

向临床医生求助

临床医生通常认识一些心理医生，患者可请其帮忙推荐。

通过专业医疗网站寻找

百度输入“心理咨询”，很快会弹出很多心理咨询网站。患者可通过网上咨询平台，参考其他患者对医生的反馈评价，较为全面地了解医生的业务范围和水平。选择好心理医生后，可通过电话、网络等多种方式得到医生的帮助。

寻求癌症康复机构的帮助

国内目前已经有一些癌症康复机构，这些机构不仅治疗癌症，而且还为患者提供康复期的各种医疗服务，包括生活指导、营养指导、运动以及心理调节等。这些机构的工作人员具有医学背景，对癌症患者的常见心理问题比较熟悉，也有干预能力，因此，寻求他们的帮助会有意想不到的收获。

Chapter 5

西医治疗，擦亮双眼

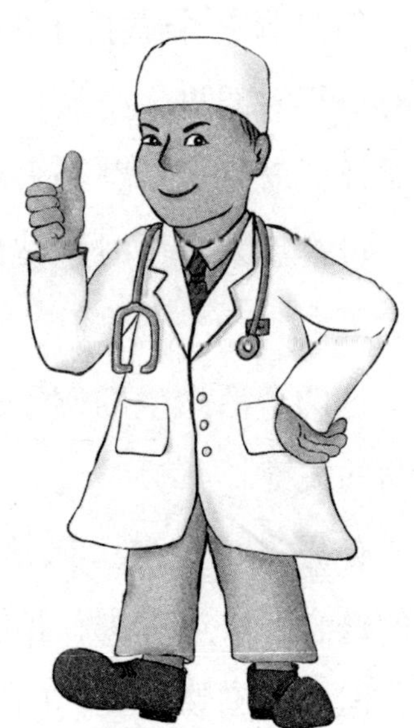

• 早期发现，1/3的癌症可以治愈

我以前有个医院同事，患有甲状腺瘤，做甲状腺B超的时候，她顺便让超声科的医生帮她查了一下乳腺，结果发现一个很小的结节，于是立即手术，之后再也没有复发，为此她一直说自己很幸运。

但是另一个做护士的同事就没那么幸运了。这位护士发病前有一年时间进入空调房就咳嗽，晚上散步时间长了胸口会痛，但是捶捶就好了，整个人看起来也非常健康，因此她也没当回事儿。可是后来体检时她被诊断出患了肺癌，已经是晚期，失去了手术机会。

这两个活生生的例子充分说明，早期发现，是挽救肿瘤患者生命的关键。

孙思邈说过“上医治未病之病”，现代医学则更加强调预防的概念。按道理讲，预防癌症最好的措施是防止致癌物侵入人体，但是致癌物在我们的生活中几乎无处不在，要想完全预防基本上是不可能的。就目前癌症防治水平而言，只有早期发现，才

是治愈癌症的主要手段。

那么如何做到“早期发现”呢？自我检查是重要措施之一，可以发现浅表和检查方便部位的肿瘤。检查方法主要是手摸、照镜子。可以检查口腔、皮肤、皮下、颈部、乳房、外生殖器、肛门等一切可以摸到的部位。腹部检查可在清晨起床前自上而下逐一按摸。按摸时，双腿要屈膝。检查内容主要是有无肿块，有无与平时不一样的状况和感觉，如有异常应到医院检查。

除了自我检查外，还可以了解一些常见的癌症早期征兆，也有助于早期发现癌症。

◆出血。身体任何部位的出血，如鼻出血、痰中带血、咯血、呕血、尿血、不规则阴道流血等，要小心对应的鼻咽癌、肺癌、胃癌、直肠癌、肾癌、膀胱癌以及宫颈癌的发病可能。

◆肿块。身体任何部位出现肿块并且逐渐增大者，如颈部肿块、乳房肿块、腹部肿块等，可能就是鼻咽癌、甲状腺癌、乳腺癌、胃癌及淋巴瘤的发病征兆。

◆溃疡。身体任何部位的溃疡，如皮肤溃疡、舌溃疡，都可能是皮肤癌、舌癌的发病征兆。

◆进行性吞咽困难，可能是食管癌的发病征兆。

◆咳嗽、憋气、痰中带血及反复发作的“肺炎”，可能是肺癌的发病征兆。

◆久治不愈的“痢疾”，可能是直肠癌和结肠癌的预警信号。

◆原因不明的头痛，特别是伴有呕吐或复视，可能是脑瘤、鼻咽癌的发病征兆。

◆进行性声音嘶哑，小心喉癌。

◆原因不明的苍白、无力、体重减轻，有可能是白血病、胃肠道癌的发病征兆。

上述癌症信号，并不代表各种肿瘤的所有症状，有某些信号的人也不等于说就患了癌症。例如：痰中带血，可以是肺癌的一种症状，也可能是肺结核、支气管扩张症的一种表现。因此，发现上述症状时应及时去医院进行必要的检查，以明确诊断并及早治疗。

另外，我们还有必要了解“癌前病变”。何谓“癌前病变”？就是指某些具有癌变潜能的良性病变，如果不及时治疗，就有可能转化为癌。注意，这里是“有可能”，不是“一定会”。

哪些病属于癌前病变呢？常见的有以下几种。

◆黏膜白斑。黏膜上皮的局限增生，口腔与外阴的白斑比较容易癌变。

◆宫颈糜烂。其修复过程中再生的鳞状上皮可能发展为癌。

◆囊性乳腺病。乳腺小叶以及腺上皮的增生及囊性变，有的可能发展为癌。

◆老年日光性角化病、色素性干皮病。可恶变为鳞状上皮细胞癌或基底细胞癌。

◆多发性家族性结肠息肉症。多个息肉可同时发生癌变。

• 手术、放疗和化疗是西医治癌的“三板斧”

前段时间，我在微信朋友圈里看到一篇文章，作者自称是患癌的医生，他在文章中“揭露”了目前癌症治疗的“内幕”，说现在医院治癌症，纯粹是赚钱，尤其是手术、放疗和化疗，副作用很大，不但不能起到抑制癌细胞的作用，反而会降低患者的身体免疫力，加速癌细胞的转移。

为了让大家相信自己的这个观点，这位作者还详细描述了自己亲身抗癌的经历，说自己就没有做手术，也没有接受放、化疗，而是通过服用中药、营养搭配、针灸等疗法，最终战胜了癌症，至今身体都非常健康。

可能很多人会说：化疗对身体的副作用太大了，会不会加速死亡？其实这是过分夸大了化疗的副作用。化疗是一种全身治疗，是通过应用化学药物来治疗恶性肿瘤，药物进入人体后很快就遍布全身，既可杀灭局部的肿瘤细胞，也可杀灭远处转移的肿瘤细胞。但是作为一种治疗手段，化疗不可避免地存在一些副作用，但是正规的专科医生，在对患者进行化疗时，会最大限度地减少副作用。

手术不能替代化疗，手术只能消灭病灶的肿瘤细胞，对隐藏于别处的肿瘤细胞往往束手无策。所以，对于中晚期癌症患者来说，此时癌细胞有向全身扩散的倾向，那么就必须用化疗来进行治疗，光靠手术已经解决不了问题。

“苹果之父”乔布斯就是个例子。他患了胰腺癌之后，最初因为不相信西医，拒绝手术治疗，选择吃素等替代性疗法，结果癌细胞转移到肝脏，最后不得已才做了肝脏移植手术，但已经太晚了。

所以，我们要辩证地看待手术、放疗和化疗三大治疗手段，了解每种治疗手段的优缺点，这样才能更全面地了解当今癌症治疗的主流，为自己或家属抗癌做好充分的思想准备。

• 并非所有的癌症，都适合外科手术

很多癌症患者或家属都问我：吴教授，是不是所有的癌症都能用手术来解决?

答案是否定的。

手术的确是治疗肿瘤最有效和最普遍的方法之一，其有效率可达22%，是癌症治疗中效率最高的。但是手术适合癌症早期、中期的治疗，而且具有一定的选择性。对于肿瘤发生位置较为复杂的鼻咽癌、喉癌、口腔癌等，进行手术风险更大。手术对有实体肿瘤的癌症，治疗效果相对较好，对没有实体肿瘤的癌症，如恶性淋巴瘤、白血病等治疗意义不大。此外，如果患者年纪偏大，身体较弱，也不适合选择手术治疗。

因此，并非所有的癌症都能选择手术治疗，也不是所有的癌症患者都能承受手术治疗。另外，绝大多数的癌症手术尤其是切

除性手术，都是择期手术。什么是“择期手术”？就是说这个手术赶得不急，在某段时间内早做晚做都不影响治疗效果，但必须要在全身检查完成，排除了手术禁忌证，做好充分的准备后，才能够进行手术。所以癌症患者去做手术，不像其他急诊手术一样，匆匆忙忙就做了，一般需要先观察、准备，否则就容易出问题。

可能有人会问：肿瘤已经有远处转移的患者，能否进行手术治疗？

这也需要具体情况具体对待。肿瘤远处转移最多发于肺、肝、骨等部位，如果有肺转移瘤的患者全身情况较好没有其他严重疾患，且原发癌已经治愈，而转移瘤的病灶又比较孤立、局限，这种情况下选择手术治疗效果是比较好的，术后5年存活率可达38%～47%。

但是以下几种情况的患者，不能再做手术治疗。

◆晚期癌症有恶病质、严重贫血、脱水及营养代谢严重紊乱，无法在短期内纠正或改善者。

◆合并有严重的心、肝、肾、肺疾患，或高热、严重传染病等不能耐受手术治疗者。

◆肿瘤已非局限，发生全身广泛转移或全身性肿瘤，如白血病、骨髓瘤、恶性淋巴瘤等。

◆容易很早就发生转移的癌症，如肺的未分化小细胞癌，大多不主张手术治疗。

◆有的癌症向四周浸润固定，边界不清，手术无法切除干净，如胰脏癌、扁桃体癌等。

如果决定要采取手术治疗，那么患者及家属应该做好哪些方面的术前准备呢？不同肿瘤手术前应注意的问题不同，归结起来需要注意以下几点。

◆心理护理。当患者了解手术的风险时，难免会产生一些负面情绪，如恐惧、担心等，此时家属应联合医生帮助患者消除顾虑，积极配合治疗。

◆充分做好术前检查，保障手术安全。术前检查也包括血常规、尿常规、心电图、肝肾功能全项、凝血功能项目、肿瘤标志物、CT、磁共振等影像学检查，以及担心肿瘤浸润其他器官的检查，如肺癌手术前还需做气管镜检查，以确定肿瘤是否侵犯气管等。

◆术前一日，需要给患者做好呼吸、脉搏、体温等生命体征测量。如果有发热、感冒、咳嗽、月经来潮等情况，要及时告知医生，需要先处理急性情况，再决定是否继续手术。

◆做好患者的个人卫生。如果患者留有长指甲，最好都剪短，可大大避免手术感染的概率。

◆术前12小时需禁食，手术开始前4小时需要禁止饮水，以免手术进行麻醉时，引起呕吐。

◆术前要保证足够的体力，如果有体力可术前一日在病房及走廊内适当走动，这也有助于手术进行。

◆减少白天的睡眠，晚上早点上床睡觉，保证体力。如果不能入睡，可通知医生给予相应处理。

◆相应手术部位的准备，如备皮等。

◆术前须禁烟、酒2～4周，至少1周以上。

◆术前更换病号服，摘掉所有饰品和贵重物品。

• 癌症术后的复查和预防复发该怎么做

不少癌症患者都纷纷反映：经过手术治疗后，症状明显缓解了，身体恢复得也不错，但过了一段时间后，肿瘤竟然又重新长出来了。这到底是怎么回事呢？怎样才能预防癌症复发呢？

癌症复发是一种常见的医学现象。医生对于复发的癌症也很头疼，因为复发的癌症，比原发的癌症治疗难度大得多。所以手术只是抗癌的开始，接下来防止癌症复发的道路漫长而艰辛，如果做不好，很可能就让之前的手术白费！从某种程度上来讲，重视癌症术后的复查和预防复发，其实比手术本身更关键。

先来看癌症术后的预防复发。

目前，放疗、化疗以及中医药配合治疗，是预防癌症复发的主要措施。放疗、化疗就不用多说了，这里重点讲一下中医药在癌症手术后调节患者体质方面的优势。

绝大部分癌症患者在术后身体会比较虚弱，食欲降低，稍微活动就会出虚汗，有的甚至夜里睡觉时盗汗，这其实就是我们常说的“元气大伤”，中医学称其为气虚、卫气不固、气阴两虚。这些症状如果不及时调理好，患者的身体状况会越来越差，癌症复发的可能性也大大增加。

怎么进行调理呢？对于气虚者，可配伍服用人参、黄芪、白术等中药，也可食用人参鸡、参芪鸡等；卫气不固而自汗、多汗者，可服用由黄芪、白术、防风三味药组成的玉屏风散；睡眠有盗汗者，可服用杭白芍、浮小麦、糯稻根、碧桃干、龙骨、牡蛎等治疗。或者食用虫草鸭、玉竹膏等。而对于术后食欲不振，或者有腹胀、腹痛、大便干结的患者，除了服用胃酶合剂、大山楂丸、多酶片外，还可配合服用具有益气健脾、和胃消食的中药，如黄芪、茯苓、党参、焦三仙、杭白芍、砂仁、鸡内金等。如果患者有胃阴亏伤的症状，可加用麦冬、石斛、生地黄、玄参、沙参、天花粉、玉竹等进行治疗。

再来看癌症术后的复查。

癌症术后多长时间复查一次最合适呢？这个没有固定标准。因为各种肿瘤的情况不一样，各个医生的执行也不尽相同。也正因为这个原因，很多患者和家属走入了两个极端：一是认为复查的次数越多越好；二是认为做了手术就完事了，没必要复查，所以从不复查。结果，前者容易陷入过度检查的误区，反而会促进肿瘤复发，而后者则因为过于放松警惕，等出现复发症状时，后悔晚矣。

一般来说，如果癌症患者做的是根治性手术，术后全身无可见肿瘤，那么在术后2年内应该每隔3个月复查1次；术后2～5年内应该每半年复查1次；术后5年就可以像正常人那样1年全身体检1次了。

癌症术后复查需要做的项目，一般包括腹部B超、X线胸片、心电图、抽血查肝和肾功能、相应的肿瘤标志物和血常规。不同的肿瘤需要加上特别的复查项目，比如甲状腺癌的复查要加上甲状腺功能相关检查。

总之，癌症术后的复查和预防复发应该循序渐进，患者要做好长期“应战”的思想准备。

• 过度手术不可取

有个成语叫做“过犹不及”。《论语》记载，子贡问：“师与商也孰贤？”子曰：“师也过，商也不及。”曰：“然则师愈与？”子曰：“过犹不及。”

过犹不及，意思是事情做得过头跟做得不够不一样，都不合适。在疾病的治疗上，也有个词语叫做“过度医疗”，就是超过疾病实际需求的诊断和治疗行为，包括过度检查、过度用药、过度手术等，其中过度手术对患者和家属的伤害最大。

过度手术，是指单纯追求扩大手术切除范围，结果不但疗效没有提高，反而增加了手术风险和致残率。尤其对于那些身体本来就弱，并且伴有高血压、糖尿病等慢性病的癌症患者，过度手术具有较大的风险性和创伤性，往往导致并发症增多，甚至危及生命。

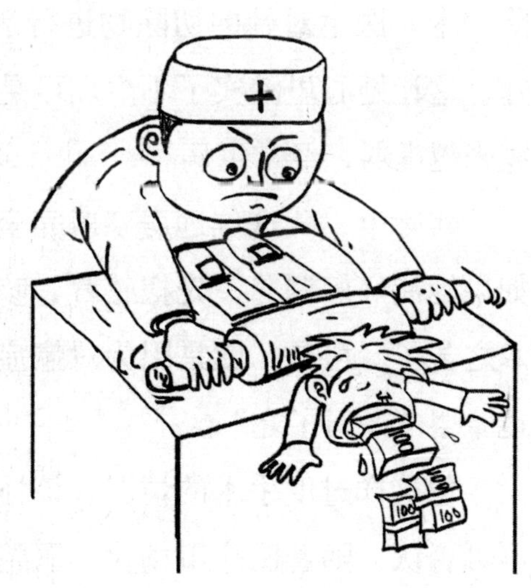

我就曾经遇到过一位过度手术的癌症患者。她是我的一个远房亲戚，5年前患有子宫癌，后来康复了。前年春天的时候，她因为感冒咳嗽到一家三甲医院做CT，结果发现肺部有毛玻璃物。医生当时对她说：你这可能是之前的子宫癌复发了，诱发了肺腺癌，最好还是做个手术吧。因为以前有过患癌的经历，这位亲戚当时听说要做手术，不但不害怕，反而央求医生过两天赶紧给她动手术。当天下午，她跟我打电话说起这件事，我劝她说："你最好先别急着做手术，因为你这段时间感冒、咳嗽，肯定殃及了肺，拍出来的片子也不好，你先好好调养一下，等身体恢复了再去查一下。到那时如果肺上还有毛玻璃物，再做手术也不迟；如果好转了，就说明不是癌，这样你不就少挨一刀？"

可是这位亲戚不听劝，说："一想到肺上长这么个东西，我睡觉都不安稳，吃饭也没胃口，不行，必须得切！"

就这样，这位亲戚心急火燎，几日后就在那家医院做了切除手术。医生对她的切除物进行活检，发现是一期A，不用做化疗。这让她心里踏实了不少。可是从那以后，她满面病容，身体越来越虚弱，经常生病。

实际上，我这位远房亲戚完全没必要那么急着做手术，当时如果她能好好调养，先把感冒、咳嗽给治好了，说不定就免遭手术之苦了。可是，就是因为对癌症的过于恐惧，才让她那么急切地希望"一刀了之"。

像这样过度手术的情况，该怪谁呢？很多人会归罪于医生。不可否认，随着医疗市场化、医院企业化的大趋势，很多医院都以经济效益为主要考核指标，这使得部分医生利益熏心，从过度手术中赚取高提成，从而玷污了“白衣天使”的美誉。但是从另一方面来说，癌症患者及其家属也应对过度手术负有一定责任。因为不少人得知自己患癌后，出于对癌症的恐惧，或者说出于对求生的渴望，总是急不可耐地要求医生“尽快治疗，花多少钱都不是问题”，而患者及其家属的这种急切的心态，就很容易与医生大剂量、多疗程的治疗方案相契合，最终促成了“过度治疗”。

所以，在这里我想对癌症患者们说：得知自己患癌后，先别害怕，也别急躁，多听听专家的意见，不要陷入过度治疗的误区。否则，治来治去，很可能钱没少花，罪没少受，到头来病还是没治好，这将是多么悲哀的事情。

• 关于放疗，你需要了解哪些

放疗是利用电离辐射治疗恶性肿瘤的一种手段。放射线为什么能治疗恶性肿瘤？因为它带有能量，可以破坏细胞的染色体，使细胞停止生长，从而达到抑制癌细胞增殖的目的。

采用放疗治疗癌症，有哪些优缺点？

一般来说，放疗对很多肿瘤治疗都很有效，并且不同强度的射线消灭肿瘤细胞的程度不同，高能量的放疗对直径在2厘米以下的肿瘤，可一次性消灭。而对于直径超过2厘米以上的肿瘤，可接受范围内的能量射线在消灭一定程度的肿瘤细胞后，更多的肿瘤细胞遭到亚致死损伤，仍有自行修复的可能。并且放射线在破坏肿瘤细胞的同时，也会伤害正常组织细胞。所以如果贸然提高能量射线值，会对正常组织和器官产生不可逆的损害。基于此，癌症患者在采取放射疗法之前，应与医生仔细研究放疗方案，尽量减少不必要的伤害。

另外，肿瘤细胞中还有一部分细胞对放射线不敏感，这就加大了放疗治愈的难度。而且实验中放疗设备都是针对静态的肿瘤，在临床中，肿瘤会随着患者的呼吸而上下活动，这也不利于放射法治疗。

哪些肿瘤可以选择放疗呢?

◆早期宫颈癌、喉癌、鼻咽癌等肿瘤部位复杂，不适合进行手术的肿瘤，采用放疗能达到根治的效果。

◆肺癌、肝癌、胰腺癌、腹膜后肿瘤，以及肺转移癌、肝转移癌等，运用放疗，效果也有明显提高。

◆年老体衰不适合做手术治疗的肿瘤患者，采取放疗可控制肿瘤，缓解病情，改善生活质量。

◆淋巴肉瘤、无性细胞瘤、白血病等对放射线比较敏感的肿瘤，采用放射疗法治疗效果也不错。

◆皮肤癌、食管癌、乳腺癌、唇癌、宫颈癌、甲状腺癌等对放射线中度敏感的肿瘤，治疗过程中应根据具体情况决定是否采取放疗。

不适合采取放疗的肿瘤，如骨肉瘤、脂肪瘤、黑色素瘤等对放射线敏感性低的肿瘤，治疗效果较差。

放疗通常只有一个疗程，但时间相对较长。根据癌症种类以及治疗的目的，放疗时间从1～7周不等。每周放疗次数不等，如早期肺癌立体定向放疗通常需要3～8次，晚期肺癌或肺癌术后放疗，则通常需要30次，大概在7周内完成。每次放疗时间一般很短，几分钟即可完成，通常每日治疗1次。

放疗会产生副作用。所以患者有必要提前了解放疗过程中会出现的副作用，做好心理预期，这样有助于治疗过程中心理调适，避免产生抑郁、焦虑等情绪。

常见的放疗反应症状及处理方式如下。

放疗部位	常见反应症状	处理方式
头颈部放疗	口干、咽干、舌燥，每天要以水或饮料漱口或湿润咽部及口腔。说话困难，饮食吞咽困难	以养阴生津的中药，如鳖甲、沙参、龟甲、麦冬、石斛、乌梅、西洋参等治疗。口、鼻、咽、喉干痛时，局部可喷双料喉风散，效果较好
肺部放疗	咳嗽、气短、发热、缺氧等症状	要及时吸氧，用抗生素和止咳化痰药物治疗
腹部放疗	对于宫颈癌、直肠癌、前列腺癌、睾丸肿瘤及盆腔内肿瘤进行放疗时，会产生尿频、尿急、尿痛，甚至血尿症状	可服用利尿通淋的中药，如黄柏、萹蓄、车前草、败酱草、鱼腥草、白茅根等
	对直肠癌、结肠癌、宫颈癌、盆腔肿瘤进行放疗时，有患者会出现大便次数增多、黏液便、肛门和直肠部位有里急后重感	可配服清热凉血、敛肠止泻药物治疗，常用的有败酱草、白头翁、黄连、生槐花、生地榆等
其他	放射性皮肤反应如局部充血、水肿、溃疡等	可请皮肤科医生根据情况选用相应的外敷药治疗。口腔黏膜溃疡可用珠黄散、锡类散等外敷

• 了解化疗这把“双刃剑”

化疗是利用化学药物阻止癌细胞的增殖、浸润、转移，直至最终杀灭癌细胞的一种治疗方式。化疗是癌症三大治疗手段之一，也是典型的“双刃剑”，既可杀灭癌细胞，也可以杀死正常细胞。所以，癌症患者及家属在选择治疗方法之前，详细了解化疗是非常有必要的。

那么，什么情况下需要采取化疗呢？一般有4种情况。

情况一：手术切除或放疗有一定难度，可在手术或放疗前使用化疗，能改善或控制病情。化疗能缩小肿瘤，抑制或消灭可能存在的微小转移，对提高患者的生存率，及后续的手术和放疗奠定基础。

研究显示，化疗对非小细胞肺癌、乳腺癌、食管癌、膀胱癌、喉癌、骨肉瘤、软组织肉瘤、头颈部癌有缩小作用，可将不能手术切除的肿瘤变成可切除的肿瘤。

情况二：手术或放疗后，为了巩固治疗效果，针对可能存在的微小转移病灶进行化疗，可明显提高生存率。

情况三：对某些特殊症状癌症，如肿瘤已经侵犯了中枢神经系统，或者胸腔、腹腔及心包腔内有积液，不适合放疗或手术治疗的情况下，可先进行化疗。

情况四：晚期或播散性肿瘤，宜采取化疗，进行全身治疗，以缓解患者病情，改善患者生活质量。

对于化疗，不少人担心它的副作用太大，会对身体造成极大损害。而实际上，部分化疗药物确实能引起患者的不适感，如恶心呕吐、贫血、掉发、感染等，但是经过化疗后，随着肿瘤的缩小，肿瘤所引起的不适症状也会降低。另外，并不是所有的化疗药物都会产生令人无法忍受的副作用，只要医生谨慎调整药物用法、剂量，并搭配辅助药物，是可以大大降低药物带给身体不适感的。

常见的化疗药物及其副作用如下。

烷化剂

烷化剂包括环磷酰胺、异环磷酰胺。环磷酰胺可减少白细胞，引起恶心、呕吐、厌食，同时还可影响肝功能，诱发黄疸出现。异环磷酰胺可使患者食欲减退、尿频、尿急，白细胞下降、血小板降低。

抗代谢药

抗代谢药包括氟尿嘧啶、甲氨蝶呤。氟尿嘧啶可导致患者食欲不振、恶心、呕吐、口腔炎、白细胞和血小板减少，有脱发、皮肤或指甲色素沉着。甲氨蝶呤可导致口腔炎、口唇溃疡、白细胞下降，严重者可出现头痛、背痛、呕吐、发热及抽搐等症状。

抗生素类

抗生素类主要是多柔比星。可引起恶心、呕吐、口腔炎、脱发、高热、静脉炎及皮肤色素沉着，同时对心脏也有一定的毒性。

激素类

激素类包括三苯氧胺、来曲唑。三苯氧胺可抑制雌激素分泌，副作用较小。来曲唑可引起骨头痛、肌肉痛，有致骨质疏松的副作用。

植物碱类

植物碱类包括长春新碱、足叶乙苷、紫杉醇。长春新碱毒副作用大，主要是神经毒性，可导致神经末梢脚趾等麻痹，导致便秘等。足叶乙苷会导致贫血、食欲不振、口腔炎，以及皮疹、瘙痒等，有一定的神经毒性，可致手足麻木、头痛等。紫杉醇会有过敏反应，出现贫血、肌肉关节疼痛、轻度麻木和感觉异常、脱发、腹泻、呕吐等。

其他类

如顺铂，最常见胃肠道不适反应，如恶心、食欲减退、腹泻等，有一定的肾脏毒性，影响听力。

另外，癌症患者需要化疗多长时间，要根据病种、病期及患者的一般状况来决定，实际给药时间根据化疗药物作用时间决定。一个周期的化疗一般需要3周左右，具体时间是需要主治医生根据患者的病情，以及恢复情况来定的。通常2个周期为一个疗程。

• 手术、放疗和化疗，究竟该如何选择

一般来说，癌症患者确诊之后，是选择手术，还是放疗和

化疗，基本都是医生说了算的，但是患者及家属也应当与医生沟通，了解选择治疗方案的原则，以便做出最符合自己利益的决策。

建议癌症患者及家属根据以下原则来选择治疗方案。

◆如果是原发性早期肿瘤，最好选择手术治疗，且不需要放疗或化疗，只需加强免疫治疗即可。但是鼻咽癌、喉癌、口腔癌、部分甲状腺癌等生长部位复杂的除外。鼻咽癌、喉癌等位置不好的肿瘤首选放疗，治疗效果较好。

补充一点，何谓“原发性肿瘤”？就是某个器官自身病变导致的肿瘤，像原发性肝癌，通常是由于患者本身有乙型肝炎病毒，导致肝脏病变而引发了癌症。与“原发性肿瘤”对应的是“继发性肿瘤”，又叫做转移性肿瘤、次生肿瘤，是由于原来的肿瘤不断生长，通过血液、淋巴液转移到其他部位形成的新肿瘤，这样的肿瘤就叫做继发性肿瘤。

◆中期肿瘤病灶根治手术后，根据肿瘤大小、浸润程度、病理类型、淋巴结情况进行化疗或放疗。

◆晚期肿瘤多处转移，患者体质虚弱、年龄偏大的人，以对症免疫治疗为主，减轻痛苦，延长生命，一般不主张强烈的化疗。

◆转移性肿瘤一般为多发性，不宜手术，应该以全身化疗为主，配合局部治疗。

◆脑瘤转移患者，应首先进行头部放疗，然后根据情况再做化疗。

◆完成根治性治疗的患者，应在术后根据是否有残留的癌细

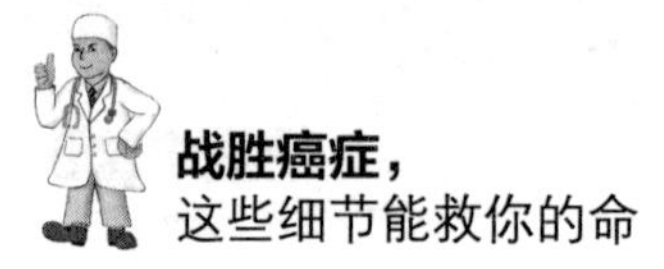

胞，再进行化疗或放疗的选择。

俗话说“病急乱投医”。很多癌症患者在治疗时，往往是四处求医问药，往来于不同的医院和不同的医生之间。但是部分患者看医生时两手空空，什么资料都没有，问其之前都做过哪些检查和治疗，用过什么药物，这些患者支支吾吾，回答不上来。这就给医生诊治病情带来了很大麻烦，必须从头做起，既浪费了患者的精力和财力，同时也不利于选择最佳治疗方式，耽误治疗。

为此，患者有必要对自己过去在其他医院进行的诊治资料仔细梳理，建立自己的诊治档案，这样重新就医时，方便医生在短时间内做出诊断，对症下药。如何建立诊治档案呢？以下几个方面可供参考。

◆患者要将自己首次诊治的检查和病历资料保存好。尤其是首次确诊或首次确定复发的相关资料以及病历记录，非常重要。这其中，病理活检报告是癌症诊断的黄金指标，对患者终身治疗都有重要的参考意义，所以一定要保留最为详尽的报告单原件。

◆患者之前在其他医院治疗的记录，尤其是手术、放疗、化疗和检查的记录，以及长期服用的中药方、偏方等，对以后治疗方案的选择都有影响，因此要妥善保存。

◆患者最近一次检查的全部结果和报告单，要提供给诊治的医生，这样不仅有利于医生参考，而且避免重复检查，节省时间和金钱。

◆患者应把自己之前在其他医院就诊的医保号、门诊号、住院号、病理号等，都记录下来，以便以后有需要时，能快速查找医院的原始资料。

◆除了以上病历和记录外，患者还应准备一个小本本，自己或家属代笔，重点记录所做过的主要治疗方法及经过，以及自身的反应、感觉到的效果及不适症状等。

总之，癌症是慢性病，治疗周期比较长，有的甚至需要终身治疗，这就需要我们好好研究治疗方案，权衡利弊，以便做出最恰当的选择。

• 癌性疼痛不要急，认清误区最关键

疼痛是一种不好的感觉，我们经常说“牙痛不是病，痛起来真要命”。实际上，癌症带来的疼痛比牙痛还要厉害，更折磨人。前不久报纸上就有这样一则新闻：有位70多岁的癌症患者，长期饱受癌性疼痛的折磨，情绪一直非常压抑和悲观，最后不堪忍受癌症之痛，跳河自杀。

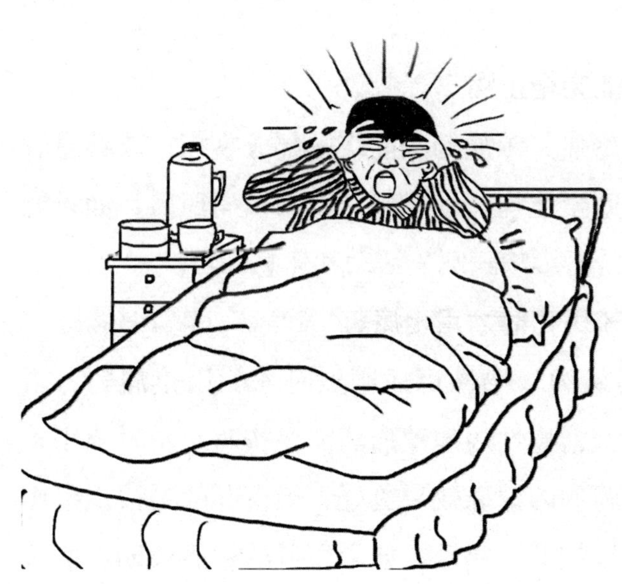

的确，癌性疼痛不仅会给患者本人带来身体和精神上的痛苦，也会使照顾患者的家人忍

受内心的煎熬，因此缓解疼痛就成为中晚期癌症治疗最关注的问题。

目前治疗癌性疼痛的药物有3大类：非甾体类抗炎镇痛药、阿片类镇痛药，以及辅助镇痛药、镇静药和营养神经药。

非甾体类抗炎镇痛药，就是一般镇痛药，生活中常用的止痛药，如阿司匹林、布洛芬、吲哚美辛、吡罗昔康等都属于这类药。

阿片类镇痛药有一定的成瘾性，日常所见的吗啡、美沙酮、可待因、哌替啶、双氢可待因、氢吗啡酮、芬太尼等都属于这一类。

辅助镇痛药、镇静药和营养神经药，主要包括抗惊厥、抗抑郁、抗焦虑以及皮质类固醇等药物，如地西泮、阿米替林等。

对于癌性疼痛镇痛药的使用，不少患者和家属有以下几大常见误区。

误区一：镇痛药能完全止痛

对于癌症引起的疼痛，镇痛药只能缓解部分疼痛，改善患者的生活质量，而不能完全止痛。一般患者使用镇痛药后，如果能将疼痛等级降到轻度，不影响睡眠、活动和休息即可。

误区二：痛得比较厉害时才用止痛药

很多患者及家属认为，癌性疼痛剧烈时才能用止痛药，否则就没必要用。实际上，癌性疼痛镇痛药需要按时、及时使用，这样更安全，也能使药物的镇痛效果更好，最重要的是按规定用药能使所需镇痛药剂量较低。相反，如果患者的疼痛长期不能缓解，就容易出现焦虑、寝食难安的状况，影响生存质量，同时也会产生身体消瘦、心情低落等问题，导致手术、放疗、化疗等治疗措施无法实施。

误区三：非甾体类药比阿片类药更安全

很多人以为，阿片类镇痛药依赖性强，毒副作用大，没有非甾体类药安全。其实并非如此。长期使用非甾体类抗炎镇痛药也会对药物产生依赖性，并且这类镇痛药的效果有“封顶作用”，当癌性疼痛非常剧烈，开始影响睡眠时，此药物的作用就开始减小，但毒副作用开始增加，所以此时必须使用阿片类药。

误区四：镇痛药一出现副作用就马上停药

阿片类镇痛药常见的副作用是恶心、呕吐等，在这些不良反应中，除了便秘外，大多是暂时性或可耐受的，患者只需暂时忍受几日，症状就能自行消失，所以不必停药。

误区五：阿片类镇痛药越用越成瘾

实验证明，吗啡通过口服、透皮贴剂等方式，能达到很好的镇痛目的，且极少成瘾。临床上出现的阿片类药越使用，药剂量越大的情况，多与患者自感疼痛度增加有关，与“成瘾”没多大关系。统计发现，服用阿片类药成瘾的概率非常小，一旦癌性疼痛消失，也很容易停药。

误区六：癌症中晚期才用大剂量阿片类药

癌性疼痛镇痛药的使用并不是根据病情发展而定的，而是根据患者感受的疼痛度来决定。一旦患者感觉疼痛度增加，就可以使用阿片类药。另外，阿片类镇痛药没有极限剂量，如果疼痛加剧，还可以通过联合使用非甾体类抗炎镇痛药、辅助镇痛药等，来达到理想的疼痛缓解效果。

• 怎样判断癌症到底治没治好

癌症经过治疗后，怎样才算被治好了呢？对此，很多患者给出的答案不一致：有的认为出院了，就是治好了；有的认为肿瘤切除看不到了，也算治好了……其实这些看法都不科学。

临床上常用5年生存率来评价癌症手术和治疗效果。何谓“5年生存率”？就是指癌症患者经过治疗后，如果能生存5年以上，就被认为疾病被治愈的可能性为90%。为什么这么说呢？因为大多数癌症在经过治疗后，如果出现复发或转移都在3～5年内。

大量临床统计发现，癌症患者如果能生存5年以上，肿瘤复发和转移的概率将大大降低，为10%左右，所以治疗后，生存超过5年，就意味着已接近治愈。大家要注意，这里是“接近治愈”，而不是“彻底治愈”。所以有些人认为“癌症5年不复发就是治好了，就不会复发了”，这样的观点是非常错误的，并且害人不浅。

我就遇到过这样的例子。有位结肠癌患者，手术后医生告诉他，回家要中医调理，同时改变不良饮食习惯和生活方式，预防复发，如果5年不复发就不会再复发了。这位患者按照医生的叮嘱，术后认真调理，结果5年后真的就没有复发。对此，患者极为高兴，以为自己的病彻底被治好了，于是停止调理，重新恢复了以前大吃大喝的饮食习惯，结果一年后肿瘤就复发了。

所以，我们绝不能把5年生存率当做肿瘤治愈的标准。经过治疗后5年内，虽然没有复发，但此时肿瘤复发仍然远远高于普通人的癌症发生率。因此癌症患者终身不可放松警惕，需要积极配合医生，定期复查，长期调整生活方式和饮食习惯，才能最终预防复发，战胜癌症。

统计数据表明，在各类癌症的5年生存数据中，排在前5名的分别是乳腺癌（生存率73.1%）、甲状腺癌（生存率67.5%）、膀胱癌（生存率67.3%）、肾癌（生存率62.0%）、子宫癌（生存率55.1%）。而肺癌、肝癌的5年生存率较低，分别为16.1%、10.1%，但是这并不代表这两种癌症最难治疗。相对的，在肺癌和肝癌治疗方面，医疗技术和医生经验都是有优势的，问题主要出现在肺癌、肝癌发生率高，但发现时往往都是中晚期，这与人们平常的生活方式，以及对体检重视程度有关。

所以，日常生活中，癌症高发人群依然要注意健康的生活方式，除了做好常规的健康体检外，还应根据身体状况，有针对性地做好癌症筛查。

可能有人会问：癌症治疗后，如何提高5年生存率呢？

我们一直强调，绝大多数癌症都属于生活方式癌，要想防止癌症复发，不外乎两大“法宝”，即保持乐观的心态和健康的生活方式。具体来说要做好以下几个方面。

◆当觉得烦恼与困扰时，及时跟家人倾诉。

◆工作别太累，适当减轻工作量，让身体得到休息。

◆每日坚持吃2种水果，5种蔬菜，并做30分钟的有氧运动。

◆积极配合医生的治疗，定期检查身体，并控制体重。

◆培养自己的兴趣，并坚定地去实行。

除此之外，患者还应该主动去了解更多、更先进的癌症治疗知识，这将大大降低有家族聚集倾向发作的癌症，同时也能起到很好的预防癌症的作用。

Chapter 6

中医治疗，这些常识必须知道

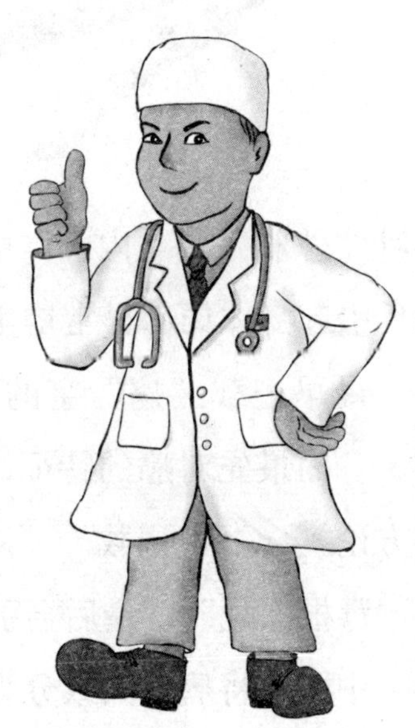

• 中医对“癌”的认识及治疗优势

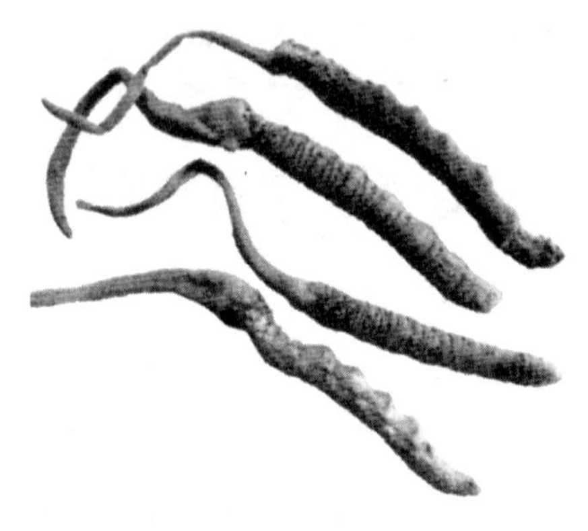

关于癌症，早在2000多年前的中医学典籍《黄帝内经》中，就已经记载了筋瘤、肠瘤等，此后历代文献中也有瘿瘤、恶疮、肿疡、瘤、岩、癌等记载。中医学认为，“气”和“血”是人体生理功能的重要基础，如果由于种种“外邪”或“内邪”的原因导致“气郁结”或“血瘀滞”，而后引起身体局部异常增生，于是就形成肿瘤。

最早记载“癌”字的，是1171年东轩居士所著的《卫济宝书》。而最先对癌的特征简明论述的，是1264年的《仁斋直指附遗方论》，书中记载，“癌者上高下深，岩穴之状”，并且指出它“毒根深藏”，最后会引起昏迷。

中医学将癌症大致分为以下常见的6种类型。

◆肝郁气滞型。临床表现为郁闷不舒、胸胁作痛、脘腹胀满、食欲不振、嗳气呕逆、吞咽梗塞，经前乳房胀痛、头痛、痛经、脉弦等。

◆气滞血瘀型。除肝郁气滞的症状外，还可出现部位较为固定的疼痛，或者见到包块，皮肤甲错，舌质紫暗，舌上可见瘀点和瘀斑，脉呈细涩不畅。

◆脾虚痰湿型。临床表现为四肢无力、食欲不振、脘腹满闷、恶心泛吐、咳喘痰鸣、腹胀泄泻、女子白带多等，舌苔白腻、舌体胖大、脉滑。

◆阴虚津亏型。临床表现有午后潮热、虚烦不寐、五心烦热、咽干舌燥、干咳无痰或痰少而黏、时而带血、消瘦盗汗、腰酸腿痛、骨蒸劳热、便干溲赤、舌红少苔、脉细数。

◆瘀毒内阻型。临床表现为发热、口干咽燥、喜冷饮、便干溲黄赤、头痛、鼻流脓涕或瘀血、痰呈脓血状、女子白带多为米泔色而带臭味、舌质红而暗、可见瘀斑、舌苔黄而干。脉多弦数或滑数。这表示病情发展较快，或合并有急性感染。选用清热解毒、活血化瘀药物治疗。

◆气血双亏型。临床表现有消瘦乏力、面色皖白、心悸气短、全身疲乏、动则自汗、食欲不佳、头昏眼花、舌质淡红、脉沉细而弱。

中医治疗癌症历史悠久，《黄帝内经》提出了“坚者削之，结者散之，留者攻之，劳者温之”等攻、消、散、补治癌四法。之后，历代医书对癌症治疗有了更详尽的论述，民间流传的中草药药方更是举不胜举，不少方法至今在癌症治疗上有其独特的疗效。例如：《神农本草经》中提到斑蝥主治“恶疮疽，蚀死肌”，而现代医学也将斑蝥素用于肝癌、肺癌及食管癌的治疗，获得不错的疗效。

总的来说，中医治疗癌症有以下几个方面的优势。

优势一：中医可运用于各种癌症的治疗，并与西医治癌手段结合在一起，有效防治癌症复发和转移，减轻放疗、化疗的副作用。例如：在预防癌症复发方面，日常生活饮食、中医调理体质具有防癌抗癌的作用。而化疗消耗患者元气，会导致食欲减退、恶心呕吐、腹痛腹泻等症状，运用中医就能扶正固本、健脾理气。

优势二：中医姑息和缓疗法能延长晚期癌症患者的生命。中医姑息和缓疗法是以中医整体辨证论治为主的对症治疗，它对于某些手术、化疗和放疗效果欠佳的晚期癌症来说，是一种主流治疗方法，能延缓患者生命，提高患者生存质量。

优势三：开发抗癌新药。很多植物类抗癌药，都是从中药治疗癌症的效果中受到启发，从具有抗癌活性的中草药中分析、提取、纯化有效的抗癌成分，生产出新的抗肿瘤药。

优势四：中医治癌更加符合肿瘤的生物特性。手术、放疗和化疗等治癌方法，都是局部杀灭肿瘤，而中医治癌是通过整体调节，充分调动机体的防御及免疫监视机制，发挥多层次、多环节、多靶点的综合调节作用，从而抑制肿瘤生成因素。所以，运用中医来治疗癌症，具有“多靶点作用”，效果更好。

在癌症治疗上，中医和西医的关系应该像抗日战争时期国共两党合作一样，相互协作、共同抗敌，而不应互相抵制、对抗，只有中西医结合，取长补短，才能取得最好的抗癌效果。

中医治癌六大法，你知道几个

中医学认为，肿瘤是全身性疾病的一种局部体现，所以治疗肿瘤仅选用有效的抗癌中药“猛攻”还远远不够，还需要从整体观念出发进行“缓补”，即扶正固本、调理脾胃、补益肝肾、补气养血等，这样才能达到治疗癌症的目的。

西医治疗癌症有手术、放疗、化疗等方法，中医治癌的方法也不止一种，归纳起来大致有以下6种。

扶正固本法

扶正固本又叫做扶正培本，适用于虚证，是以中医学天地人合一、阴阳平衡观念为依据。扶正固本法是以“扶正”为主，“祛邪”次之，正所谓扶正才能祛邪，祛邪又可扶正。临床治疗实践证明，采用扶正固本法治疗癌症，主要有以下方面的作用：提高癌症治疗效果以及延长生存期；减轻放疗、化疗的毒副作用，提高患者的身体免疫力；减少肿瘤转移、复发的机会；提高和改善身体的新陈代谢，促使癌细胞向正常细胞转化。

具有扶正固本功效的中药有冬虫夏草、灵芝孢子、银耳、猪苓、茯苓、香菇、云芝等。

清热解毒法

此疗法适用于热毒内蕴。中医学认为，肿瘤的发生与热毒关系密切，很多患者在临床上都有“邪热壅盛之表现”，特别是中晚期癌症患者，常有口渴、便秘、苔黄等热毒症状。所以对于此类癌症患者，应以清热解毒治疗，不仅能缓解症状，还能在一定程度上控制肿瘤的发展。

清热解毒疗法可以选用的中药主要有白花蛇舌草、穿心莲、大青叶、金银花、板蓝根、紫花地丁、蒲公英、鱼腥草、龙胆、栀子、黄柏、大黄等。

不过需要注意的是，这些清热解毒中药药性偏寒凉，所以年老体弱、脾胃虚寒者慎用。还有部分中药有毒性，不宜过量使用。

活血化瘀法

此疗法适用于气滞血瘀型癌症患者。中医学认为，人体气血运行于脏腑经脉、四肢百骸，气为血之帅，血为气之母。肿瘤就是气郁、气滞等导致血流不畅，凝血成瘀而形成的肿块，所以治癌关键在于活血化瘀。临床治疗实践证明，采用活血化瘀法治疗癌症，不但能抑制癌细胞，降低血小板凝聚，还可减少癌症的转移，同时还能抗菌消炎，改善血液循环，增加抗癌效果。

常见的具有活血化瘀功效的中药主要有全蝎、土鳖虫、丹参、红花、川芎、水蛭、乌药、大黄、五灵脂、鸡血藤、斑蝥等。

软坚散结法

此疗法适用于腹部及体表肿瘤。癌症多呈包块，坚硬如石，中医学认为“坚者削之”“结者散之”，使用软坚散结的药物可使肿块软化，甚至消散，这就是软坚散结疗法。临床研究发现，部分软坚散结药物不仅具有直接抗癌作用，还能调整人体免疫功能。

具有软坚散结的中药主要有海藻、昆布、鳖甲、龟甲、海浮石、青黛、瓦楞子、地龙、五倍子、牡蛎、僵蚕、甲珠等。

化痰祛湿法

此疗法适用于肺及消化道肿瘤。中医学认为，痰凝和湿聚，也是肿瘤的致病因素。痰凝湿聚成核成块，表现为气机阻滞、痰湿凝聚、血行瘀滞，如甲状腺瘤，不痛不痒，逐渐增大，经久不消，多为痰核所致。所以治疗应以化痰祛湿为主。

常用的化痰祛湿中药有天南星、牛蒡子、山慈菇、白术、薏苡仁、茯苓、独活、威灵仙、藿香、木瓜、苍术、穿山甲、泽泻、车前子、金钱草、芋艿、淡竹叶等。

以毒攻毒法

此疗法适用于早期实体瘤，年轻体质好的患者。历代中医学认为，癌症是体内邪毒结聚所致，毒陷邪深，非攻不克，所以选用一些药性峻猛并具毒性的药物来治疗癌症，有时可收到一定效果。但是要注意，“以毒攻毒”法会对肝脏和肾脏有一定损害，且不适合晚期癌症。

常用的动物类药有全蝎、蜈蚣、斑蝥、红娘子、蛇毒、河豚油、蟾蜍、蜣螂、水蛭等。金石矿物类药有雄黄、砒石、轻粉。本草类药有藤黄、藜芦、常山、狼毒、马钱子、巴豆、洋金花、生半夏、生附子、乌头、八角莲、独角莲、雷公藤、商陆等。

• 缓解放疗、化疗副作用，中医自有绝招

前段时间，一个患胃癌的老友匆匆忙忙找到我，他说自己上个月刚做完放、化疗，之后身体就出现了一些不适症状，尤其是发热，体温经常达到38℃左右，有时甚至达39℃，让他十分难受，总担心病情是不是恶化了。我对他说，发热主要是因为放疗、化疗降低了身体免疫力而引起的，属于放疗、化疗的副作用，不必担心，先物理降温控制住高热，然后再使用中草药退热就行了。

经过我的一番调治，老友发热的症状很快就消除了。他一个劲儿地赞叹：没想到中药缓解放疗、化疗副作用也这么管用！

其实，放疗、化疗引起的副作用除了发热外，临床上还有恶心、呕吐等消化道症状，白细胞、血小板降低的骨髓抑制情况，以及疲劳、口干、便秘、腹泻等，而这些不适症状都可以用中药来缓解。

症状一：恶心呕吐

中医学认为，导致恶心呕吐的根本原因是脾胃损伤，气机升降失调，所以应健脾和胃、通调气机、降逆止呕。常用的中药有木香、砂仁、陈皮、制半夏、党参、白术、茯苓、炙甘草、白扁豆、莲子、人参、山药、薏苡仁、山楂、神曲、竹茹等。

可用以下方剂进行调理。

小半夏汤：半夏9克，生姜15克。用水700毫升，煎煮两药，煮水至300毫升，分2次温服。

症状二：白细胞减少

骨髓不足，气血亏虚，均可引起癌症患者白细胞减少，对此宜用补气养血法。常用的中药有黄芪、党参、茯苓、鸡血藤、菟丝子、生地黄、熟地黄、山药、人参、灵芝、黄精、女贞子、绞股蓝等。

可用以下药膳进行调理。

豆腐鸡蛋黑豆汤：豆腐150克，鸡蛋1个，黑豆30克，冰糖20克。将黑豆洗净加水煮，待豆将熟时捞起，然后和豆腐、鸡蛋一起煮汤，加冰糖，每日服1～2次。

症状三：红细胞减少

中医学认为红细胞减少是由于气血亏虚引起的，所以应扶正祛邪、补气养血。常用的中药有黄芪、阿胶、大枣、当归、淫羊藿、补骨脂等。

可用以下药膳进行调理。

阿胶红枣汤：阿胶9克，大枣5枚。将阿胶与大枣加一碗水放入锅中，煮至阿胶融化，饮用。

症状四：血小板降低

气血两虚，导致气血失和、不调，就容易引起血小板降低，对此，宜采用补气养血法。常用的中药有花生皮、墨旱莲、枸杞子、女贞子、生地黄等。

可用以下药膳进行调理。

红豆花生奶：生花生50克，鲜牛奶250毫升，红豆沙30克，清水600毫升。花生洗净，与清水同放入锅中煮熟，倒入牛奶煮至微沸，放入红豆沙，煮熟食用。

症状五：便秘

中医学认为便秘主要是由于阳虚内热引起的，所以应采用清热燥湿、和胃通便之法。常用的中药有火麻仁、郁李仁、生地黄、何首乌等。

可用以下药膳进行调理。

首乌百合粥：何首乌、百合各15克，大米50克。同煮为粥，每日食用1碗。

• 别被某些“治癌偏方”给忽悠了

肝癌患者赵大爷，几年来一直坚持正规的中医治疗，病情稳定，效果不错。可前不久，他从亲戚那里听说有个治癌的民间偏方，特别管用，于是就按照偏方每天用白花蛇舌草和半枝莲等草药熬水当茶喝。结果喝了没多久身体就垮掉了，肝功能和肾功能严重受损，最后中毒身亡。

还有一位孙婆婆，刚做完胃癌手术，家人打听到癞蛤蟆能治癌，于是就托人买了几只和土猪排骨一起炖汤喝。谁知刚喝完汤不到2小时，孙婆婆就一头栽倒在地，不省人事。家人见状急忙将其送往医院，被诊断为食物中毒。

像以上因为过于迷信偏方而吃坏身体的例子在现实生活中有

很多。俗话说“偏方气死名医”，面对癌症，患者和家人往往最青睐于找民间偏方，甚至将其当做“救命稻草”“灵丹妙药”。他们普遍认为中草药副作用都不大，所以更加放心食用，有的甚至比吃药还上心。

实际上，真正的偏方是经过实践、经验一代代流传下来的，有其固定的治疗基础，如民间有用偏方斑蝥蒸鸡蛋来治疗癌症，这其实有一定的科学根据。斑蝥中含有斑蝥素和斑蝥酸钠，在治疗肝癌、食管癌、乳腺癌方面有一定的疗效。另外，化疗常用药物“长春花碱”“紫杉醇”就是从植物红豆杉树皮及千种植物中筛查提取的，这些植物可在中药中找到。

但是，偏方不能不信，也不能全信。民间偏方众多，鱼龙混杂，需要专业知识来辨别，即使是同一个偏方，对某个人有效果，但不一定就适合其他人，需要根据患者体质、病状加减药物，千万不能千人同一药，万人共一方。

另外，我们还要注意，在老百姓当中口口相传的偏方，很多药物同物异名或者异物同名，对于没有医学知识的普通人来说，在药名、用法、用量及适应证等方面不可避免地存在着一些误差。因此在服用偏方时，最好先请教医生，不要自行用药。

• 服用抗癌中药，大有讲究

很多癌症患者都纷纷问我：吴教授，我准备用中药来调理癌症，那么在服用方法、服用时间等方面都有哪些需要注意的方面呢？

抗癌中药与西药不同，它不仅在煎煮方法、搭配上有所要求，而且在服用方法、服用时间等方面也都有讲究。如果用得合理，就有助于治疗癌症，用得不合理就很可能会影响健康。所以癌症患者及家属有必要了解服用抗癌中药方面的一些常识。

1. 服药时间

抗癌中药的服药时间要根据病情和药性来决定，通常有饭后服药法、空腹服药法、顿服这3种。

◆饭后服药。一般来说，肿瘤发生在胸膈以上的患者，应先吃饭，再服药。肿瘤发生于头颈部，或者患者属偏虚证者，应在饭后半小时或1小时后再服药。

◆空腹服药。中医学认为空腹时体内空虚，最容易令药效发挥作用，所以此法适用于偏实证的肿瘤患者。

◆顿服。所谓顿服，就是药物煎好后就马上服下，此法适用于病情急性发作，出现出血、梗阻等症状的肿瘤患者。

可能有人会问，中药和西药都要服用怎么办？最好服用两药的时间间隔半小时以上，避免其中有效成分相互作用，影响药效。

2. 服药温度

服药温度要根据病症的实虚来辨别对待。

◆消化道溃疡恶变导致的肿瘤，要热服药汁，可健脾温中。不过这里的热服，指的是温热，以不烫嘴为宜，千万不能过烫。

◆肿瘤患者伴口干、舌红、便秘等热证症状者，应凉服或冷服药物，更利于药物效用发挥。这里的凉服或冷服是指常温下，嘴唇接触到药汁感觉无温热感的温度。

◆肿瘤术后或恢复期，服用的滋补类中药，应温服。

3. 服药后的护理

家属在患者服用抗癌中药后，应仔细观察其出汗情况，一般通体微汗最好，切不可大汗淋漓。如果没有出汗，可给患者喝杯热开水或者喝碗热粥，可帮助药力发挥。患者服了发汗药后，不能马上食用酸味食物或冷饮。

另外，如果患者服用的是辛凉发表药，不宜捂被，不宜令其发汗。

除了以上需要注意的方面外，癌症患者在服用中药时还需要忌口，具体如下。

◆服用抗癌中药时要少吃肉类、豆类等不易消化的食物，否则很容易加重肠胃负担，影响康复速度。尤其是那些本来脾胃就虚弱的患者，更应该少吃这类食物。服用具有温补功效的中药时，患者要少喝茶，因为有些茶性凉下气，会降低药物温补脾胃的功效。

◆服用具有清热凉血、滋阴功效的中药时，不宜吃辣的食物。此类食物性热，会抵消清热凉血药如连翘、生地黄、牡丹皮等以及滋阴药如麦冬、石斛、知母等的药效。尤其是出现口干、便秘、唇燥等热证的癌症患者，也不宜吃辣的食物。

◆服用具有清内热功效的中药时，不宜食用胡椒、葱、蒜、羊肉、狗肉等热性食物，否则会影响药效。

◆服用任何抗癌中药时，都不要喝浓茶。茶叶富含鞣酸，浓茶里面鞣酸更多，与中药同服会影响人体对药物有效成分的吸收，降低药效。还有其他饮料如可乐、雪碧、咖啡等也都不宜喝，应以白开水服用为主。

◆服用抗癌中药时不要吃萝卜。萝卜有消食、破气等功效，会削弱中药的补益作用，特别在服用黄芪、人参等滋补类中药时，一定要避免食用萝卜。

◆服用中药时不要使用腥膻食物。大部分中药都具有芳香气味，尤其是芳香理气和芳香化湿类的中药，含有大量的挥发油，以充分发挥治疗作用。这类芳香物质与腥膻气味不相容，所以如果在服用中药时吃鱼、虾、羊肉等腥膻食物，会影响药效。

◆服用中药时不要吃发物。所谓“发物”，是指会促进疾病恶化的食物。例如：肿瘤部位在皮肤上的患者，应禁吃蘑菇、笋、公鸡肉、猪头肉、母猪肉等发物，否则会加速肿瘤生长；胃癌、肠癌患者要禁吃南瓜，因为南瓜富含糖分，多吃会产生较多酸，刺激胃肠。

公认的最具抗癌功效的十大中药

中药抗癌的巨大功效，我在前面已经讲过了，很多人会问：中药有上千种，到底哪些才具有抗癌效果呢？临床实践证实，以下10种中药含有特殊的抗癌成分，癌症患者及家属有必要了解。

1. 灵芝

灵芝又叫做瑞草、菌灵芝，味甘，性平，含有灵芝多糖、灵芝三萜、锗、硒，以及蛋白质、膳食纤维等营养素，能提高身体免疫力，促进白细胞介素-2的生成，促进单核巨噬细胞的吞噬功能，进而起到抗击癌症的作用。不仅如此，灵芝还能提升红细胞和白细胞数量，有助于创造不适合癌细胞生存的身体环境。另外，灵芝还能使癌症患者身体放松，促进睡眠，同时还可增加患者疼痛的耐受性，具有非常好的镇痛、镇静作用。

灵芝抗癌吃法：

◆在煮粥或煲汤时，放入灵芝，平时食用即可。

◆打成灵芝粉，温水送服，适合放疗、化疗期间使用。

◆将灵芝切片，放入沙锅内，加水煎煮，一般煎煮3～4次。把所有煎液混合，分次口服。

2. 西洋参

西洋参又叫做洋参、花旗参等，味甘、微苦，性寒，具有补气养阴、清火除烦及养胃生津的功效。现代医学研究表明，西洋参能减轻癌症患者因放疗、化疗引起的不良反应，增强机体免疫力，并改变机体应激状态，具有显著的抗癌作用。西洋参最适合肿瘤晚期或手术、放疗、化疗后见气血两虚兼有虚热的患者。

西洋参抗癌吃法：

◆将西洋参切片，取3克放入沙锅内，加水适量，文火煮10分钟左右，早饭前空腹将参片与参汤一起服下。

◆将西洋参用小火烘干，研成细粉，每次取5克放入杯中，加入少量蜂蜜，用开水冲入，加盖闷5分钟，分数次服，空腹饮用最佳。

◆取西洋参20克，大枣5枚，加水适量，隔水炖成参枣汤，每日早上空腹和晚上临睡前服。

3. 冬虫夏草

冬虫夏草又叫做虫草、冬虫草，味甘，性温，含有活性成分虫草素、虫草酸、虫草多糖，以及蛋白质、膳食纤维等营养成分。其中虫草酸能提高血浆渗透压，使组织内的水分进入血管内，可促进人体的新陈代谢，改善人体的微循环。而虫草多糖则能提高肝脏的解毒能力，增强脾脏的营养性血流量，有抗肿瘤、抗传染病的功效，还具有耐缺氧、镇痛、镇静的功效。

冬虫夏草抗癌吃法：

◆取冬虫夏草10根左右，甲鱼500克，生晒参2克，香菇10枚，海带若干，人参果5克，调料适量。将甲鱼宰杀洗净，切块，海带泡发洗净切段，香菇洗净，然后和冬虫夏草及其他原料一同入锅，加水和调料，隔水蒸熟服用。可增强防癌免疫力，适用于各种癌症的早期治疗。

◆取冬虫夏草10根并碾成粉状，糯米50克，冰糖适量。将糯米和冰糖放入沙锅中加水煮成稀粥，粥熟后均匀地和入冬虫夏草粉，再煮片刻即可食用。

◆取冬虫夏草3～4根，清水冲洗，放入保温杯中，用90℃左右开水冲泡，饮用若干次直至睡前，将冬虫夏草全部咀嚼吃入。适合年老体虚的癌症患者。

4. 人参

人参不仅能大补元气，而且还具有抗癌功效。本草专著《名医别录》中就有关于人参治癌的记载："疗肠胃中冷、心腹鼓痛、胸膈逆满、霍乱吐逆，调中，止消渴，缓血脉，破坚积，令人不忘。"后来人们就将人参广泛应用于抗癌临床。

现代医学研究证实，人参所含的人参皂苷、人参多糖以及人参挥发油，均有抗肿瘤的作用。尤其是人参皂苷，能活化细胞，使癌细胞分化或变为半分化状态，从而抑制癌细胞增殖，达到抗癌的目的。放疗和化疗过程中，癌症患者食用人参，可增强治疗功效，缓解副作用。

人参抗癌吃法：

◆人参10克，莲子10枚，冰糖30克。将人参和莲子放入碗中加清水浸泡半小时，再加冰糖，蒸1小时即成。每日一次饮汤吃莲子，人参留用，至第三次时汤同人参一起食用。

◆将人参切成薄片，每次用1～3克，放入茶杯中，冲入沸水，盖好，隔10分钟后饮用，随饮随加开水，最后将人参渣嚼下。

◆将人参切片，取2片放入口内含片刻，细细嚼后，吞咽。

5. 黄芪

黄芪又叫做黄参、血参、百本，味甘，性微温，含有黄芪多糖、氨基酸、苦味素、β－谷甾醇等，能增强免疫系统的吞噬功能，刺激脾内浆细胞增生，促进抗体合成，对体液免疫有促进作用。黄芪煎水可加强自然杀伤细胞，抗击病毒感染，抗击肿瘤，与灵芝、党参合用，更能提升机体免疫力。

黄芪抗癌吃法：

◆黄芪30克左右。水煎后服用，或者水煎好后代茶饮用。

◆黄芪50克左右。煎汤以后，用煎过的汤液烧饭或煮粥，称为黄芪饭、黄芪粥。

◆黄芪、茯苓各10克，鲤鱼1条，油、姜片、料酒、葱段、盐各适量。将黄芪和茯苓装入纱布包中；鲤鱼洗净，控干表面水分；锅中倒油烧热，放入姜片，鲤鱼煎至两面金黄，加入适量清水，调入料酒，放入药包、葱段，大火煮开后，改小火煲20分钟，调入盐即可，吃肉饮汤。

6. 三七

三七又叫做田七、血山草、六月淋等，味微苦，性甘，具有化瘀止血、活血消肿及镇痛之功效，明代药物学家李时珍称其为“金不换”。现代医学研究发现，三七中所含的三七皂苷可抑制癌细胞的生长，使癌细胞逆转为非癌细胞。三七中的多糖体除了能抑制癌细胞外，还能抗噬菌体活性，所以三七在临床上被用于治疗肺癌、食管癌、宫颈癌等癌症属瘀血阻滞或兼出血者。

三七抗癌吃法：

◆三七须根20克左右。放入凉水中浸泡20分钟，加鸡肉或排骨约500克，再放入少许盐，一同炖1～2小时。

◆将三七打成粉，温水送服，每日0.6～1.5克不等，能最大限度地保留三七的营养，最适合癌症恢复期、调养期。但因三七粉味道比较刺激，所以不适合放疗、化疗期间有恶心呕吐、食欲缺乏症状者。

◆三七主根20克左右。用冷水浸泡半小时，将其敲碎成蚕豆大小，用纱布包好，放入沙锅中，再加入鸡肉或排骨约500克，放入清水及盐，文火炖1～2小时即可。

7. 红豆杉

红豆杉又叫做紫杉，其枝、叶、皮、根可提取抗肿瘤药——紫杉醇，具有独特的抗癌机制和较高的抗癌活性，能阻止癌细胞的繁殖、抑制癌细胞的转移，对多种晚期癌症疗效突出，被称为"治疗癌症的最后一道防线"。同时，紫杉醇对放射敏感，放疗过程中服用紫杉醇，可增加放疗效果。

红豆杉抗癌吃法：

◆红豆杉中的紫杉醇、紫杉酚等抗癌成分，在正常情况下不溶于水和乙醇，因此普通的泡水、泡酒等方法无法析出有效成分，抗癌效果深受局限，需要与其他药材共同搭配使用。如与白花蛇舌草、蒲公英、栀子、玉米须等搭配，有清热解毒的作用。

◆红豆杉与党参、白术、当归、太子参、熟地黄、黄芪等搭配，可补气补血。

8. 当归

当归味甘，性温，具有补血、活血、止痛及润肠之功效。当归中含有当归多糖、脂肪油、挥发油、维生素E、维生素B_{12}等，具有抑制肿瘤的功效，抑制率在50%～70%。因此，当归被广泛用于各种肿瘤的治疗上，尤其是妇科肿瘤。中晚期癌症或手术、放疗、化疗后正气虚弱的患者，可用当归来扶正抗癌。

当归抗癌吃法：

◆当归可直接泡水，或打成粉食用，此种方法宜每次取3～5克。

◆当归9克，熟鸡蛋2枚。将当归洗净后放入锅中，倒入适量清水，放入去壳用针刺了很多小孔的熟鸡蛋，熬煮至水剩1碗就行了。每日服2次，吃蛋喝汤。

◆当归10克，黄芪30克，花生15克，大枣5枚。将上述材料分别洗净，在水中浸泡10分钟，然后一同放入沙锅中，大火煮沸，之后转为小火煮10分钟左右，加入适量红糖，继续煮5分钟左右即可，弃渣喝汤。此法尤其适用于化疗导致的血小板下降、出血倾向的癌症患者。

9. 绞股蓝

绞股蓝味甘，性寒，具有益气安神、降血压之功效，被誉为“不老长寿草”。现代医学研究发现，绞股蓝所含的绞股蓝皂苷、绞股蓝糖苷、黄酮类化合物等物质，可明显抑制癌细胞的合成，且能提高免疫功能，双管齐下，抗癌效果更好。

绞股蓝抗癌吃法：

◆鲜绞股蓝嫩茎叶150克，黑米100克，冰糖适量。将鲜绞股蓝嫩茎叶洗净，沸水焯一下，凉水浸，控水切碎；黑米洗净，加水适量，煮粥。粥熟后，下绞股蓝，加冰糖，调匀食用。

◆绞股蓝10克，首乌藤15克，麦冬12克。三者一同煎水，或沸水浸泡饮。

◆绞股蓝15克，杜仲叶10克。沸水浸泡饮。

10. 白花蛇舌草

白花蛇舌草又叫做蛇舌草、羊须草等，味甘，性寒，具有清热解毒、利湿通淋的功效，除了常用于治疗痈肿疮毒、咽喉肿痛、毒蛇咬伤、热淋涩痛等症外，还广泛用于治疗肿瘤。现代药理学证实，白花蛇舌草含有的白花蛇草素，对急性淋巴细胞型、粒细胞型、单核细胞型以及慢性粒细胞型的肿瘤细胞有较强的抑制作用，是大名鼎鼎的抗癌中药。

白花蛇舌草抗癌吃法：

◆白花蛇舌草15克，野菊花20克，生甘草10克。将上述中药放入沙锅中，倒入适量清水，浸泡15分钟，大火煮沸，改小火熬煮20分钟，取汁饮用。

◆白花蛇舌草、生黄芪、薏苡仁、大青叶各30克，玄参、生地黄、牡丹皮、重楼各15克，黄药子、地骨皮各9克。水煎服。适宜于各型急性白血病。能缓解症状。

◆白花蛇舌草、半枝莲、白茅根、铁树叶各30克。水煎去渣，加红糖18克，分3次温服。本方可结合放疗，加速改善食管癌症状。

• 有效缓解癌性疼痛的六大中医验方

前面我讲过治疗癌性疼痛的西药及用药误区，虽然药物是比较好的方法，但是因为药物治疗有限制，无法完全缓解患者的疼痛，所以在药物治疗的基础上，我们有必要寻找中药镇痛方法。以下六大癌性疼痛止痛验方值得参考。

验方一：癌痛散

原料：乳香、没药、大黄、姜黄、山柰、栀子、白芷、黄芩各20克，小茴香、黄柏、木香、公丁香、赤芍各15克，蓖麻子20粒，鸡蛋清适量。

做法：将上述药材晒干或烘干，共研为细末，混合均匀，用鸡蛋清调匀，敷贴于乳根穴，每6小时换药1次。

功效：不仅能缓解肺癌引起的疼痛，而且对肝癌癌性疼痛也有效果。

验方二：如意金黄散

原料：天花粉100克，大黄、黄柏、皮硝、姜黄、芙蓉叶各50克，雄黄30克，冰片、生南星、乳香、没药各20克，饴糖适量，油纸数张。

做法：将上述药材共研细末，加饴糖调成厚糊状，摊在油纸上，厚度以3～4毫米为宜，大小以略大于疼痛处，贴于痛处及相关穴位，隔日换药1次，2次为1个疗程。

功效：对肝癌引起的疼痛有一定减轻作用。

验方三：鲜蒲公英止痛法

原料：鲜蒲公英150克，凡士林适量。

做法：蒲公英带根洗净，切碎，捣成泥，取药汁。将鲜蒲公英汁直接敷于疼痛处，外盖三层纱布，中间夹一层凡士林纱布，以减缓药汁蒸发。敷贴30分钟。

功效：能在一定程度上减轻肺癌引起的疼痛。

验方四：消岩膏

原料：山慈菇、土贝母、炙五倍子、独活、生香附各30克，生南星、生半夏各15克，陈米醋适量。

做法：将上述药材共研成细末，备用；陈米醋放入沙锅中，用小火熬煮到原来的1/4，如果是夏季，可放入少许白醋，制成醋膏。将药末用醋膏调成糊状，摊贴在肿块上，膏药敷贴范围应略大于肿块，然后用胶布或橡皮膏贴上。每24小时换药1次。

功效：能缓解乳腺癌引起的胸痛。

验方五：冰片止痛方

原料：冰片50克，白酒500毫升。

做法：将冰片放入白酒中溶解，将溶液滴敷疼痛部位。

功效：可缓解疼痛，对肝癌、食管癌、胃癌以及转移引起的疼痛有辅助缓解作用。

验方六：散结止痛膏

原料：重楼、冰片、生川乌、夏枯草、生南星、白花蛇舌草各等份，凡士林适量。

做法：将上述药材共研成细末，与少许凡士林混合，敷贴于乳房肿块疼痛处，每日换药1次。

功效：可辅助缓解乳腺癌引起的疼痛。

附录　防癌抗癌常见的疑问解答

1. 癌症不会传染，但是为什么会有“夫妻癌”？

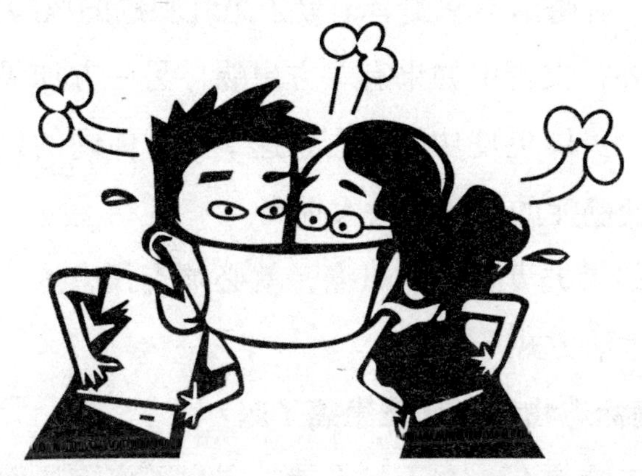

所谓“夫妻癌”，就是夫妻中一方患癌，另一方也得癌症的现象。“夫妻癌”以60岁以上的夫妻最为多见，且年龄越大发病率越高。

癌症本身不会传染，但是对于夫妻来说，经常生活在一块，不良的生活习惯、饮食习惯以及环境致癌因素会同时损害双方。例如：丈夫爱抽烟，妻子难免会长期被动吸烟，这样夫妻双方患肺癌的概率就大增。除了肺癌外，消化道癌也是夫妻癌中较为常见的。调查表明，在喜欢吃辛辣、熏制、过咸及烧烤食品的家庭中，夫妻共同患胃癌的比较多。长期摄入高脂肪饮食，容易使妻子罹患乳腺癌。

家庭过度装修，室内有毒化学物质如甲醛、氡气等明显超标，或者室内阴暗潮湿，大量繁殖真菌，导致衣物和食品霉变，也是夫妻癌发生的物质基础。

夫妻关系不和睦，经常处于“战争”状态，彼此心情长期郁闷，会逐渐降低身体免疫力，这样也会诱发癌症。调查发现，夫妻感情不和、有婚姻不幸史者，妻子患乳腺癌的风险比较大。

除此之外，夫妻中如果有一方患癌，另一方如果长期处于忧愁、焦虑中，身体免疫功能也会急速下降，体内的致癌因子就会乘虚而入，使癌症的患病率大大提高。

所以，如果夫妻有一方患癌，就必须查找患癌原因，两人共同纠正不良生活方式。

2. 肿瘤标志物增高代表患癌了吗?

肿瘤标志物增高，并不代表就一定患了癌症，而不增高，也不代表就一定没有患癌。

因为除了肿瘤本身发生恶变时会导致肿瘤标志物增高外，身体所有部位的炎症、感染及肠道息肉、炎性增生、皮肤病等因素也有可能导致增高，医学上称其为肿瘤的“假阳性”表现，如怀孕会使女性的肿瘤标志物有所增高。既然是这样，那为何还要检查肿瘤标志物呢?

临床上检查肿瘤标志物，首先是用于已知恶性肿瘤患者的预后分析；其次对于那些治疗前增高的肿瘤标志物，可用于治疗期间的疗效评估，随访期间用于诊断复发。另外，有些肿瘤标志物可用于体检时筛查和早期诊断相应的肿瘤。

所以，如果在体检中发现肿瘤标志物增高，应及时去医院就诊，由专科医生对其增高幅度、个人症状和该肿瘤标志物的特点进行综合分析，必要时还需做CT、内镜等相关检查，最后才能确定到底是否患癌。

3. 癌症筛查有哪些好处？

一般来说，癌症筛查有以下好处。

◆可以对癌症进行早发现、早治疗。早期癌症通常只需要单纯的手术治疗，不需再做放疗和化疗，从而减轻了患者痛苦和经济负担。

◆通过癌症筛查发现的早期癌症，手术范围小、创伤小，患者遭受的痛苦也小。

◆癌症如果被早期发现，经过及时的科学治疗，就可以大大提高患者的存活率。

因此，癌症筛查确实能降低某些癌症的死亡率，尤其是乳腺癌、宫颈癌、前列腺癌和结直肠癌。

乳腺癌：女性40岁开始就应该每年做一次钼靶结合B超检查，有癌症家族史的人，则应从35岁就开始做筛查。

宫颈癌：女性从初次性交后的第三年开始，就应该每年做一次宫颈刮片细胞学检查，如果3次检查结果连续为阴性，可适当减少检查次数。

前列腺癌：50岁以上的男性最好每年做一次前列腺癌筛查，而对于有前列腺癌家族史者，建议从45岁就开始检查。筛查的方法主要包括直肠指检、血清前列腺特异性抗原（PSA）测定和直肠超生检查。由于老年男性前列腺癌的进展极为缓慢，即使患前列腺癌，大多也不会因此危及生命，所以75岁以后的老年男性就没有必要进行每年一次的前列腺癌筛查。

结直肠癌：50岁以上的人群应该每年做一次大便隐血试验，每5年查一次肠镜，如果有结直肠癌家族史，最好40岁就开始查。

4. 为什么老年人容易患癌？

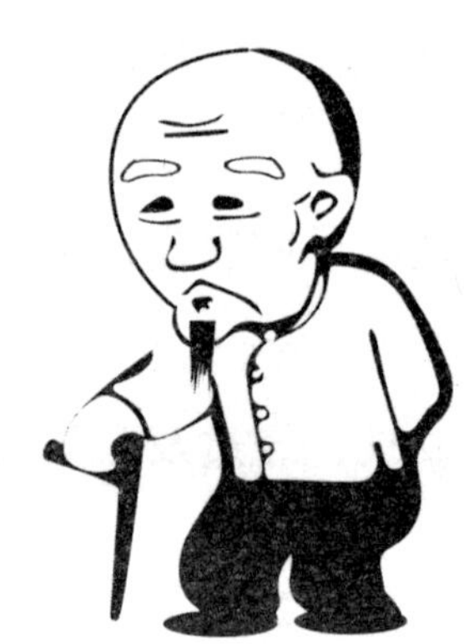

理论上来说，癌症不分年龄，任何年龄段的人都有可能患癌。但是，患癌风险会随着年龄的增长而增加，尤其是65岁以上的人群，患癌的概率最大。这主要是因为有以下几种情况。

◆癌症的潜伏期比较长。癌症在发病之前，致癌因素在患者体内通常有20年的潜伏期，所以如果一个人在二三十岁的时候经常接触致癌物，一般要到50岁左右才发病，所以此时患者的年龄就显得大了。

◆老年人身体免疫力下降。年纪大了，身体逐渐衰弱，免疫力也会随之下降，尤其是体内的T淋巴细胞、自然杀伤细胞和巨噬细胞的功能也逐步下降。这样就给了癌细胞可乘之机，从而促使了癌症的发生和发展。

◆年龄越大，接触致癌因素的机会也就越多，而致癌因素对身体带来的影响也就越来越大。如吸烟的人，烟龄越长，患癌的可能性就越大。

◆各种慢性炎症是老年人患癌的“推手”。老年人所患的癌症，一般来说可能与自身早已存在的各种慢性炎症密切相关。如患有慢性气管炎的人，久治不愈，到了年纪大的时候就容易得肺癌；患有慢性胃炎和溃疡病的人，就容易患胃癌；患有慢性肠炎的人就容易患大肠癌等。

因此，为了避免患癌，老年人一定要积极做好防癌措施，如平时注意饮食平衡、坚持锻炼身体、及时治疗自身的慢性病、定期体检等，可有效减少患癌概率。

5. 什么原因导致癌症日趋年轻化？

近年来，癌症的发病人群越来越年轻化。如胃癌，很多人以为是中老年人的“专属癌症”，实际上并非如此。据统计，在胃癌患者中，35岁以下的年轻人占了6%~11%，按我国胃癌死亡率粗略计算，每次死于胃癌的年轻人高达万人！

那么，到底是什么原因导致癌症发病越来越年轻化呢？一般有以下几个方面的原因。

◆饮食过细，缺少多种纤维素和绿色蔬菜。

◆过多摄入油炸食品，如炸薯条、炸鸡腿等。

◆与生活环境问题有关，如汽车尾气等引起的空气污染，装修等引起的室内污染，排污企业等引起的饮用水污染等。

◆与精神压力有关。现代社会竞争激烈，年轻人工作、生活压力大，不可避免会产生焦虑、抑郁、紧张等负面情绪，这些精神因素也会促使癌症发生。

◆电脑等家用电器带来的电子尘埃和电子微粒污染，会降低身体免疫力，从而容易诱发癌症。

6. 癌症患者能结婚、怀孕和哺乳吗?

婚姻是人生大事，但是对于癌症患者来说，在没有彻底治愈以前，最好先不要考虑结婚。因为结婚以后，患者要面临生儿育女、繁杂的家务等各种事情，非常复杂，必然会影响治疗。所以，未婚癌症患者应先集中精力配合治疗，争取早日把癌症治好，在根治5年以后，临床无复发转移的情况下，并获得医生同意后，才能恋爱结婚。

在妊娠上，从医学和优生优育角度考虑，不建议癌症患者妊娠生育。因为妊娠会影响癌症患者的营养和体力，如果患者仍需进行间断的维持治疗，药物会对胎儿产生毒害作用，导致胎儿畸形、早产甚至流产。所以一旦在妊娠期发现患癌，就要及时终止妊娠，及早治疗癌症。如果临近生产才发现患癌，可进行引产或剖宫产，然后再进行癌症治疗。

哺乳期发现患癌，应立即中止哺乳。因为肿瘤本身的生长会夺去患者体内大量的营养物质，而肿瘤的治疗，如放疗、化疗等，又会对患者身体产生不同程度的损伤，会影响患者食欲，降低患者身体素质，此时再加上哺乳，患者身体素质会更差，从而极易促进肿瘤加速生长。

另外，哺乳会促进癌症患者体内分泌催乳素，催乳素是一种能促进癌细胞生长的激素，尤其是乳腺癌患者，哺乳期更易加重病情。

7. 得了癌症，还能长寿吗?

很多人都认为癌症就是绝症，得了癌症后就活不长了。实际上这种想法是错误的。

癌症其实就是一种可控制的慢性病。也就是说，癌症可控、可治，临床上有很多癌症患者，经过治疗后，病情控制得很不错，像正常人一样生活，有的甚至活到了八九十岁。

尽管癌症的发病原因至今尚不完全明了，治疗也尚无突破性进展，但是经过有效的综合治疗后，在康复过程中积极锻炼，健康地生活、工作，而且长寿的例子，无论是在国外还是在国内，都有不少。且不说那些肿瘤自行消退或经过根治手术或放疗的患者，就是带瘤生存者，存活10年、20年的也为数不少。这些“癌症寿星”长寿的原因虽然一时尚难完全阐述清楚，但不少癌症患者可以长寿，确是不争的事实。

所以，癌症患者根本没必要对是否长寿担忧，只要积极配合有效治疗，改变不良生活方式和饮食习惯，坚持锻炼身体等，就有希望战胜癌症，达到长寿的目的。

8. 为什么说女孩接种HPV疫苗有助于预防宫颈癌？

HPV即人乳头瘤病毒，是一种球形的DNA病毒，很容易侵入人类表皮和黏膜鳞状上皮，被广泛传播。研究发现，HPV有百种以上种类，其中有一些变种是导致女性宫颈癌的重要原因。

大部分女性在一生中都有感染HPV的机会，它可能会自行痊愈，也可能会发展为生殖器疣，甚至发展为宫颈癌，而HPV疫苗的使用可有效预防宫颈癌。世界卫生组织推荐，9～12岁的女孩应进行HPV疫苗接种，而对于13～26岁的女性也可以补种。一般超过26岁有性生活的女性，不建议接种。因为目前的HPV疫苗主要是针对青少年感染研发的，对于26岁以上成人，防护效果还有待进一步研究。不过，超过26岁女性，尚未有性生活的话，也可以接种HPV疫苗。

但是孕妇不宜接种HPV疫苗。如果在接种后发现妊娠，应立即停止后续疫苗的接种，后续剂次可在分娩后继续进行。如果接种了HPV疫苗的女性计划妊娠，也应在全程接种完毕后过1个月再开始备孕。

9. 哌替啶适合癌症止痛吗？

哌替啶商品名为德美罗、地美露，是人们最为熟悉的止痛药，但是像癌性疼痛这样的慢性痛，不适合用哌替啶来缓解。因为哌替啶的止痛效果只有吗啡的1/8，且止痛时间只能维持2.5～3.5小时。在中晚期癌性疼痛频繁爆发的情况下，需要不断给患者用药，想要达到同样的止痛效果，需要的哌替啶则是吗啡的8倍，而且用哌替啶后再用吗啡必须增加剂量，否则无效，这也增加了癌性疼痛止痛的难度。

另外，哌替啶一般不采用口服方式，否则不仅会影响药物吸收，也会增加药量的摄入。但是采用注射方式，某段时间内多次注射，会造成注射皮肤硬化、板结，给患者带来新的痛苦。因此治疗癌性疼痛时，一般不采用哌替啶止痛的方法，而是采用镇痛药，即阿片类镇痛药、非阿片类药，以及中医止痛验方等。

10. 维生素片能不能代替蔬果来抗癌？

维生素是“抗癌奇兵”，尤其是维生素A、维生素C、维生素E等，具有一定的防癌抗癌作用，如果人体对这几种维生素的摄入量偏低，就容易引发癌症。如维生素A缺乏者，易患肺癌；维生素E缺乏者易患皮肤癌、口腔癌、宫颈癌等。

水果和蔬菜中富含各种维生素，所以多吃富含维生素的水果和蔬菜，能对癌症起到一定的预防作用。但是很多人因为工作繁忙，饮食调理失当，再加上认知偏差，迷信科技，往往造成维生素摄入不足，于是就希望通过吃大量的维生素补充剂来补充蔬果膳食不足。但是这种想法非常错误。

因为大多数维生素人体是无法合成的，必须从食物中摄入。维生素补充剂与果蔬中所含的维生素，并不是一回事，很多宣传只是厂商的推广噱头。此外，很多科学研究都证实：大量摄入维生素补充剂，不但对身体没有益处，甚至可能对身体造成负面的伤害。所以，建议大家补充维生素来抗癌，要多吃天然的水果和蔬菜，合理搭配膳食，而不能用维生素补充剂来代替。

11. 蝎子汤治癌到底是否靠谱?

蝎子汤被很多人称为“抗癌神汤”，传说治癌效果特别好，不少癌症患者都曾经喝过，但实际情况是怎样的呢?

中医学认为，蝎子具有祛风、解毒、止痛及通络的功效，具有较高的药用价值和食用价值，对肝癌、结肠癌、食管癌等有一定疗效。但是蝎子毒性较大，使用时需严格限制用量，只有在安全剂量范围内的蝎子量，才能发挥以毒攻毒的效果。如果超量，会对人体产生毒副作用，甚至危及生命。根据《中华人民共和国药典》，蝎子的药用限量为3～6克。但是民间用蝎子煲汤往往用量巨大，是药用限量的数十倍，不但起不到抗癌作用，反而会对身体造成一定损害。

另外，医院所使用的药用蝎子，都是按照严格程序炮制后的蝎子，取其精华去其糟粕，方可入药。如果私自使用未经炮制的生蝎子，毒性巨大，容易与其他药物产生协同作用，患者食用后很容易引起中毒。

所以，蝎子汤不可乱喝，一定要在医生的指导下谨慎用药。

12. 适当晒太阳也能预防癌症吗?

人体在接触阳光的时候，会自动合成维生素D。维生素D不仅能促进骨骼健康，而且有预防癌症的作用。

流行病学研究证实，如果得不到充足的光照，人类罹患卵巢癌、前列腺癌、结肠癌、乳腺癌等癌症的风险会提高，原因正与维生素D合成不足有关。虽然目前对于维生素D防癌的机制，科学家还不是特别清楚，但研究发现，人体的许多组织和器官中都存在维生素D受体。维生素D的活性形式可有效抑制细胞增殖，诱导细胞成熟，维护细胞的正常死亡机制，增强B淋巴细胞和T淋巴细胞的免疫活性。

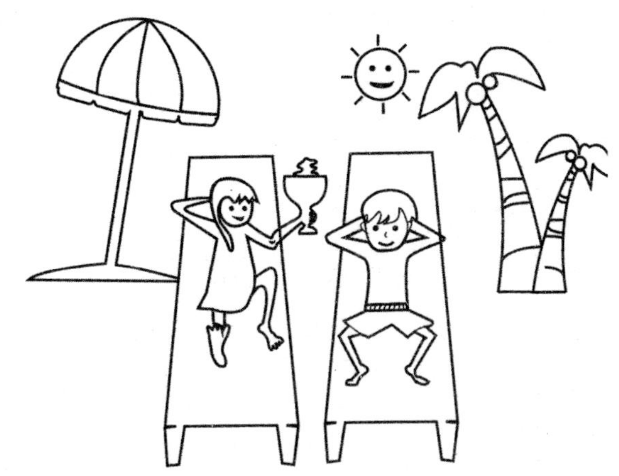

绝大部分人体内的维生素D含量不足。天然食物中只有部分富含油脂的鱼类中维生素D含量丰富，其次就是牛奶产品，所以人们从饮食中摄取的维生素D非常有限。如果通过摄入大剂量的维生素D胶囊或鱼肝油，有可能会发生中毒。所以，通过晒太阳来获得维生素D是最为安全的。不过晒太阳要适度，否则过多的紫外线也可能会导致皮肤癌和皮肤衰老。

建议大家经常沐浴阳光，每日有半小时的室外活动，既可提高身体抵抗力，强健骨骼，又能预防癌症，一举多得。